コロナで死ぬな！開業医

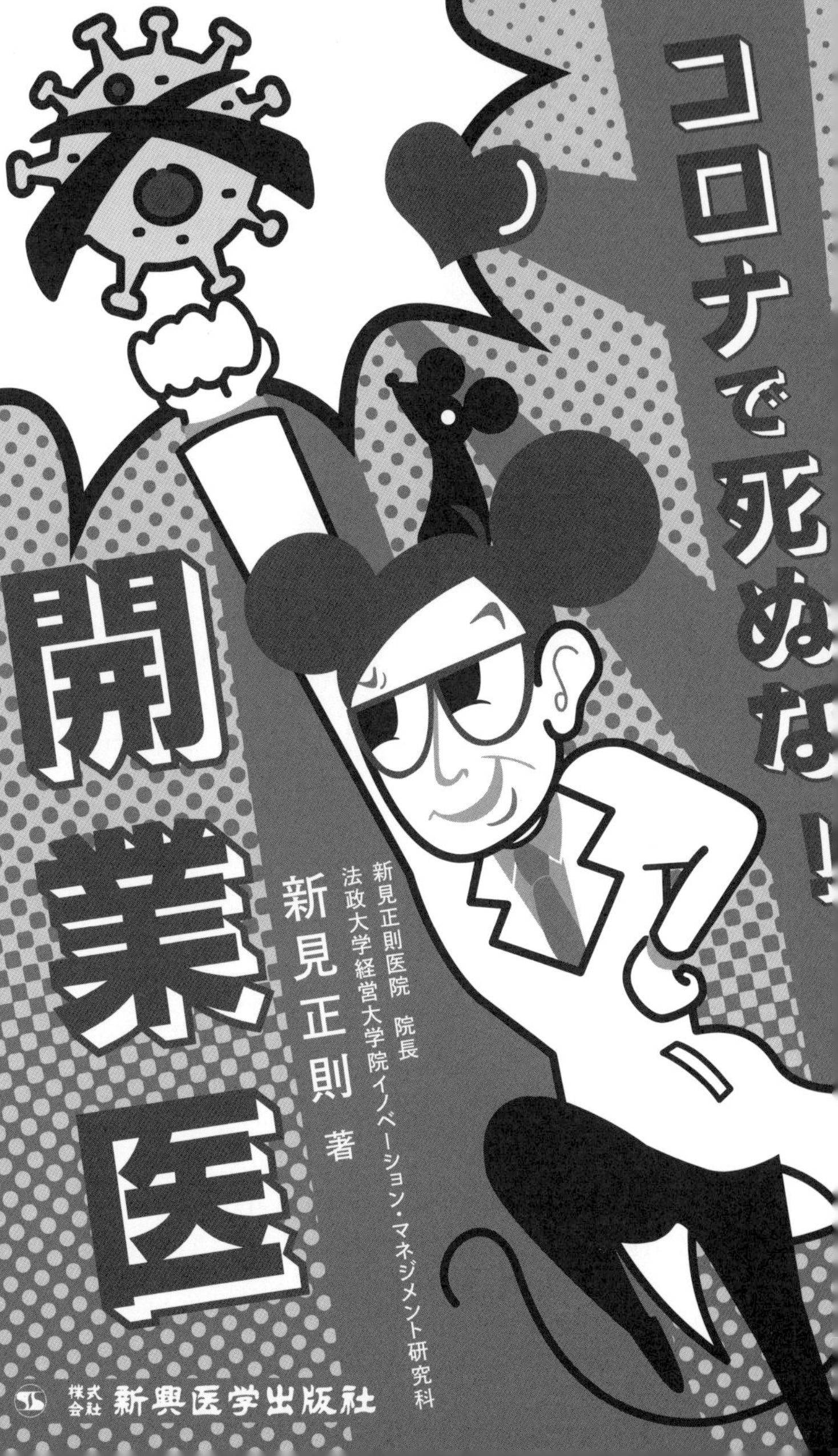

新見正則医院　院長
法政大学経営大学院イノベーション・マネジメント研究科
新見正則　著

株式会社 新興医学出版社

How to Survive Medical Clinics in New Normal Era of Coronavirus

Masanori Niimi, MD, DPhil, FACS

SHINKOH IGAKU SHUPPAN CO. LTD., TOKYO.
Printed & bound in Japan

目次

時代が変わる

保険診療で生き抜く

JCOPY 88002-885

自由診療を加えて生き抜く

複数の仕事を持とう

時代が変わる

まな板のコイになってわかるコイの気持ち

コロナショックの嵐が吹き荒れています。先日、YouTubeの収録とライブで、12時間以上声を出す日が1週間以上続きました。そして、喉の強い僕も、45分ぐらい話すと、喉がいがらっぽくなり、少々咳き込み、喉の違和感が続きました。翌日になって違和感は軽快しましたが、再び収録を始めると、やはり45分前後から喉に違和感を感じます。

そこで恐る恐る耳鼻咽喉科を受診しました。ハキハキとした女医さんでした。耳鼻咽喉科の椅子の上で、簡単に症状を告げると、耳と鼻と喉をサッと覗かれ、そして、「鼻中隔の炎症以外は大した問題はないので、ファイバースコープで見ますね」と言うやいなや、あっという間に麻酔薬を噴霧され、そしてファイバースコープが鼻から挿入され、目の前のモニターに僕の声帯を含めた咽喉部が映し出され、「声を出して下さい」と言われるがまま、「アーーー」と声をだして、それを数回繰り返しました。結局「声帯に軽い炎症があるだけですよ！」と言われて終了し、そして、ほっと安心した次第です。

僕は胃カメラも、大腸ファイバーも幾度となく患者さんに行ってきました。胃カメラでは食道に挿入する手前で、声帯の観察もざっと行っていました。見慣れた喉頭の風景ですが、自分自身がまな板のコイの状態となると微妙に異なる感じがします。患者さんの立場になると自然と神妙になります。なにかあったらどうしようというドキドキ感から、先生に問題ないですよと言われて、スーッと安心するまでの心の動揺を思い返すと、自分が医師とはまったく思えない感じです。

3割減ではなくて、3割！

本当にドキドキした10分弱の出来事でした。そして、先生が、僕が医師とわかると、そして娘さんが研修した慶應義塾大学の卒業とわかると、自然と世間話になりました。

「コロナで3割なのよ」と言われて、僕は「3割減は大変ですね」と答えました。すると先生は「3割減ではなくて、3割！」と言いました。

「本当に苦しいのよ。いつもは前の大きなビルには日中1万人の人が働いているのだけれども、コロナ自粛でそのビル全体が締まり、患者さんが3割になっちゃったの」と教えてくれました。

この耳鼻咽喉科は歴史のあるクリニックなので、少々の患者の減少でも耐え抜けると感じました。しかし、多くのクリニックで同じような患者減少が起こり、7割減とは言わずとも、2～3

割減でもその状況が続けば経営は相当厳しいものになります。医療機関の損益分岐点は92％といわれています。ざっとそんなものだろうと僕も思っています。医療機関の多くは保険診療で収益を保っています。そんな保険診療は厚生労働省や財務省の思惑で、医療機関が必死に働き、その結果、収益が赤字にならない程度に設定されています。大幅な黒字が期待される診療行為はすぐに是正されるシステムになっています。そんな利益が少なく、薄利多売でなんとか収益を維持している医療機関にとって、今回のコロナショックは避けがたい緊急事態なのです。

コロナショックは相当長く続くとＷＨＯは予想しています。誰もが予想もしなかった緊急事態で、どう生き抜くか、そんな疑問に少しでもお応えしたいと思って、今回僕の思いを緊急出版した次第です。

保険診療で生き抜く

ビジネスの基本、再確認

ビジネスの基本は商材を安く仕入れて、高く売ることです。インドは遙か昔から胡椒の原産地でした。そしてそれは極めて安価でした。一方、ヨーロッパには胡椒はありませんでした。胡椒には抗菌・防腐・防虫作用があり、冷蔵庫などない当時、料理には欠かすことができないものでした。大航海時代（15世紀半ばから17世紀半ば）になっても食料を長期保存するために胡椒は極めて重宝されました。そんな胡椒をインドで安く仕入れて、ヨーロッパで高く売れば、膨大な利益を手にできたのです。胡椒の購入価格はインドサイドに決定権があるでしょうが、ヨーロッパでの販売価格は仕入れた側が決定できます。自由に値付けできるので、ビジネスになります。金と同じ値段で胡椒は取引されたとも言われています。購入希望者が多ければ売値を上げてもたくさんの胡椒をすべて販売できます。もしも売れ残りそうになれば、価格を下げれば、それで完売可能です。

東インド会社は株式会社のはじまり

ちょっと余談ですが、大航海時代に東インド会社が設立され、そして株式を発行しました。船を作って大海を航海して、アジアの胡椒をヨーロッパに持ち帰り、高額で販売すれば膨大な利益が期待できました。しかし、船の建造には巨額の資金が必要です。そして航海中に難破する可能性はあります。海賊に襲われることもあるでしょう。せっかく大金をつぎ込んでも、まったく利益を得られない可能性も少なからずありました。ひとりでそのリスクを背負うのはバクチです。そんなときに株式を発行して、リスクを分散し、利益が得られたときは、それを配当として分配したのです。そんな株式発行システムの誕生が東インド会社だと言われています。

医療でビジネスできる？

さて、僕たちが生業としている医療も、実は安く仕入れて、高く売ればビジネスとなります。ところが、医療の販売価格は保険診療では国によって決められているのです。つまり公定価格で

JCOPY 88002-885

す。診療報酬の詳細は保険点数の本に記載されています。開業医の先生には当たり前のことですが、保険点数1点は10円換算で計算されます。

ほかのビジネスと異なる点は、売り手が商材の値段を自由に設定できない点です。ほかよりも安く提供することはできません。そして、価格設定が他の医療機関より安いと広告を打つこともできません。つまり実際には価格で他と勝負するような作戦はできない仕組みです。

また、反対に個々の商材（医療サービス）の売値を上げようと思っても、販売価格が国によって決められている以上、単価を上げることはできません。すると、儲けるには3つしか方法がありません。

- たくさんの患者さんを診る（人数）
- 医療サービスの仕入れ値を下げる（費用）
- 一人にたくさんの医療サービスを提供する（単価）

なお、医療機関での保険診療をビジネスと言ったり、売上と言うと、一部の医療関係者には怒り出す人がいます。医療は利益のために行うのではない。売上ではなく、診療報酬だというのです。しかし、実際には、患者のために医療機関を存続させ、安定した医療を提供するためには、売上が必要なのです。当たり前のことです。

たくさんの患者さんを診る　その①
再診日を伸ばさない（オンライン診療の導入）

コロナショックでは、患者さんが減って困っています。そこでその患者さんの減少を食い止める方法を考えましょう。

毎月来ていた患者さんに、「先生、新型コロナウイルス肺炎の感染が怖いので、いつもの30日ではなくて、お薬をもらいに来る再診日を3ヵ月後にしていただけますか？　そして3ヵ月分の処方せんをください」と言われたらどうしますか？　多くの開業医の先生はコロナショックの期間だけは、3ヵ月でも致し方ないと思って、そして患者さんに同情して3ヵ月処方していますよね。

これは間違いではありません。しかし、3ヵ月処方に患者さんが慣れると、将来コロナショックが落ち着いたとき「プレコロナと同じように1ヵ月ごとに来院してくださいね」と言っても、何人同意すると思いますか？

人は楽をすると元に戻れないのです。「先生はコロナショックの時に、3ヵ月処方してくれて、そして問題なく過ごせました。これからも3ヵ月処方でお願いします」と懇願されるでしょう。一度、週休2日を経験した人は、今さら「土曜日に出勤しろ！」と言われても後戻りできないのと同じですと表現した人がいました。僕もそう思います。

たくさんの患者さんを診る　その②
オンライン診療なら毎月診療可能

では、どうやってコロナショックでも毎月処方をし続けることができるのでしょうか。その答えはオンライン診療です。オンライン診療の保険点数は来院して行う従来の診療（対面診療）よりも低い点数に設定されています。

ザックリ要点をまとめると、対面の初診は459点で再診は199点、オンラインの初診は

385点、再診は147点です。オンライン診療では「ついでに検査もやっていってね」とは言えませんし、対面で診察していないので物理的にもできません。ほかの医療行為を加えて一人あたりの単価を上げることは難しいのです。

なんだか面倒でやり方もよくわからないオンライン診療で、保険点数が対面診療より安いのなら、いっそ3ヵ月処方してしまおうと思いがちです。そう思いたい気持ちが湧いてきても、少々儲けが薄いとわかっていても、少々面倒だと知っていても、是非オンライン診療を少なくとも1ヵ月ごとに行いましょう。

ライフタイムバリューとリピート率

ライフタイムバリュー（Life Time Value）とは「顧客生涯価値」と訳されます。1人の顧客が特定の企業と取引を始めてから終わりまでの期間（顧客ライフサイクル）内にどれだけの利益をもたらすかを算出したものです。

クリニックでは、一人の患者さんが生涯にわたってお金を払ってくれる総額です。保険医療では本人が払う金額は全体の3割、1割、そしてゼロ割が多いと思います。残りの7割、9割、10割は患者あるいはその家族が支払う健康保険からなりたつ保険料（支払基金から2ヵ月後の支払い）とそれを補充している社会保障費（税金）から補填されます。ですから、正確に言えば、一人の患者さんから生涯にわたって得られるクリニック側の総収入ということです。

患者さんの来院頻度が毎月と3ヵ月ごとではどれほど収入が異なるかを計算しましょう。薬を院外薬局で対応している時は、薬価差益では儲けがまったくクリニックには得られません。また来院すればついでの検査を上手に勧めることもできますが、これもオンライン診療ではできません。検査代の差益も、検査結果の診断料もオンライン診療では取れないのです。純粋に患者数は3分の1に減少することになります。また一人の患者さんからの収益も3分の1になります。そしてコロナショックをなんとか生き延びても、その後3ヵ月ごとをプレコロナの1ヵ月ごとに戻すことが困難であれば、生涯にわたってその患者さんからの収入は3分の1になります。

ですから、オンライン診療の保険点数が対面診療に比べて安くても、また少々面倒でも毎月診療する手段がオンライン診療しかなければ、オンライン診療を行った方がライフタイムバリューという観点からも利益が出るのです。別の言い方をすれば何度も通院してくれる患者さんを囲い込むのです。つまりリピート率の良い患者さんが経営を安定化させてくれるのです。

オンライン診療

オンライン診療を難しく考えていませんか？　どこかの企業にお願いしないとできないとか、結構なお金が必要だとか、自分でオンライン診療をやりたくてもシステム構築が面倒だと思っていませんか。そんなことはないですよ。

じつは、先生方のやる気と電話があればそれで十分なのです。システム構築はオンライン診療には必須ではないのです。まず、電子カルテであればオンライン診療のフォーマットを作成し、ひな形として、いつでもコピー&ペーストが可能にしましょう。紙カルテならオンライン診療のフォーマットのスタンプを作りましょう。

そして電話でいつも通り、できる範囲で診療を行えばいいのです。

まったくの初診の患者さんでは7日しか処方できませんが、紹介状や過去のデータなどがあれば、7日以上の処方が可能です。向精神薬は基本的に処方できません。患者さんのライフタイム

JCOPY 88002-885

バリューのためのオンライン診療ですから、多くの患者さんが再診となりますね。初診からオンライン診療を本気でやるとちょっと大変です。とくに重大な病気の見落としをゼロにしようと思うと責任が増します。限られた情報のやりとりの中での精一杯の診療だと双方が納得している必要があります。ですから、初診からオンライン診療を行うことに比べれば手間は相当楽で、問題なければ数分で終了です。僕のオンライン診療は1分に満たないケースもあります。オンライン診療で、問題があれば、心配事があれば、対面の受診を勧めればいいのです。

その後も簡単です。処方せんを近くの薬局に持参するか、ファックスで流します。あとからまとめて数人分薬局に持参してもOKです。薬局には保険証のコピーと住所と電話番号を添えてあげましょう。そして

電話診療

① 患者からの申し出により電話診察を行うこと。電話診療により生じるおそれのある不利益、発症が容易に予想される症状の変化、処方される医薬品等について説明し、希望する場合は処方せんを発行し、自宅に郵送、または医療機関から調剤薬局にFAXすることに同意を得た。
② 電話診察　可
③ 本人確認　患者本人
④ 処方内容はオーダー参照
⑤ 処方せんの郵送　または　処方せん送付薬局
⑥ 診療内容はカルテに記載

オンライン診療のフォーマット

「0410対応」と記載し、薬局にもそう言います。すると薬局は患者さんに電話で内服指導を行い、薬を送付してくれます。通常は代引きで患者さんが費用を支払う形になります。

問題は、クリニックが患者さんに請求する費用をどうやって入金してもらうかです。業者を入れると集金システムが組み込まれますが、じつは必ずしもオンライン診療時に集金する必要はなく、次回の外来日にまとめて請求すればよいのです。患者さんへのサービスの一環として行うオンライン診療です。ライフタイムバリューをより高くするためのオンライン診療です。後日集金で全く問題ありません。

もしも、患者さんが近くの薬局で薬をもらいたいと希望する時は、その薬局に0410対応で処方せんと保険証のコピーをファックスで送り、処方せんの原本を郵送します。あとは薬局で薬を購入してもらえばよいのです。

処方せんを自宅に送ってくれと頼まれることも稀にあります。その時は、処方せんの原本を着払いで自宅に送って、ご本人が近くの薬局に行って、薬を購入します。どれも1回経験すると簡単な流れだと理解できます。

保険点数は安いですが、顧客を維持して、ライフタイムバリューを高めるためのサービスの一環です。あまり長くお話しする必要はないと思っています。何分以上話さなければいけないという記載もありません。極論すれば、「お変わりないですね。同じ薬4週間分出しますね！」と5秒でも問題ありません。

オンライン診療も簡単でしょ。皆様がやろうと思えば、なんの準備も不要で即できるのです。恐れず、臆せず、面倒くさがらず。一度オンライン診療を行ってみて下さい。

在宅診療

患者さんが毎月のクリニックへの通院を躊躇するのはコロナショックのご時世では当然の反応です。メディアは恐怖を煽って視聴率を稼ぎ、そしてビジネスにしています。NHKを除いて、他の民放各局の番組をわれわれは無料で視聴しています。彼らはコマーシャルに頼ってビジネスを行っています。コマーシャルを高く売るために視聴率を高める必要があります。商材の価値を高めることはビジネスでは当然の作戦です。視聴率が高まるのであれば、法に触れない限りどんな作戦も展開するのが常道です。ですから、コロナショックの恐怖をひたすら演出するような番組内容になるのです。

患者さんが外出をためらうのが当然であれば、こちらから患者さん宅に出向くのも一つの方法です。往診でもよし、在宅診療の要件を満たすように介護保険申請をしてもよし、また、まったく無料で表敬訪問なども患者サービスと割り切れば十分に意味ある行動と思います。

コロナショックの今、今まで通りのことを行っていたのでは生き残れません。患者さんが減って時間が余れば、在宅診療に時間を割り当てるのは正しい作戦ですよ。医師会という護送船団に守られて、ほかのクリニックと同じことを行って、一般の人よりも多くの収入が得られる時代は終わりつつあります。医師という職業は人の命を預かるので当然に尊いものです。しかし、そこにそれだけの責務に見合うだけの報酬が今後も用意されているかわからなくなりました。

まわりと同じことをやって繁盛できる時代は終了です。まわりがやらないことにどんどんと挑戦しましょう。コロナショックのピンチは、新しいことを始めるチャンスでもあります。ものは考えようです。従来の呪縛から解き放たれる千載一遇のチャンスと思って、前向きに生き抜こうではありませんか。

コロナの患者を診るのは微妙！

コロナショックで患者さんが街に出ず、ひたすら在宅を好む傾向にあります。そんな時はむしろ積極的にコロナ疑いの患者さんを診るというのはビジネスでは非常に賢い選択肢の一つです。確かに、誰も診たがらない患者を診れば、患者の取り合いにはなりません。そんな顧客の取り合いにならない状態をブルーオーシャンと呼びます。その反対に顧客の取り合いになる状態はレッドオーシャンです。血で血を洗い海が赤くなるイメージだからでしょう。

では、コロナ疑いの患者さんを診ることは収益を向上させるでしょうか。僕の答えはノーです。それはコロナの患者さんを拝見すれば、コロナでない患者さんが激減します。その減少率を埋められる数のコロナ患者を集めて対応するのはかなり厳しいでしょう。

通常のクリニックが堂々とコロナの診療を行い、そして職員がコロナに感染すれば、加えてそれがメディアに取り上げられたり、地域の風評として広まれば即刻経営危機に直面するでしょう。

コロナショックと言われますが、インフルエンザと比べて、どちらが怖いかは未だ定かではありません。毎年ザックリと約1千万人が感染し、そして約1万人が死亡するインフルエンザです。

JCOPY 88002-885

僕は新型コロナウイルス肺炎がインフルエンザと同程度の認識になることを願っています。指定感染症からは当然に外れ、誰でもかかることがあり、家族がかかっても特段心配することはないと国民が自覚することが肝要です。もちろん家族内感染の可能性はありますが、それは受け容れるのです。インフルエンザ以上に怯えることがなくなれば、平穏なウィズコロナの時代、そしてニューノーマルを比較的楽しく暮らせると思っています。

ゼロリスクを追及していては何もできません。そんな新型コロナウイルスがインフルエンザとほぼ同じ認識になれば、コロナ疑いの患者さんを診ることは経営面では安定する可能性がありま す。インフルエンザが流行れば、クリニックも製薬メーカーも儲かるのが常でした。

ところが、現状の新型コロナウイルスは違います。このウイルスにかかるととっても面倒です。濃厚接触者を探され、そして検査をされ、症状がなくても、自宅待機やホテルに隔離され、軽症でも入院を勧められ、本当に面倒です。なによりもクリニックを2週間自主休診する圧力に曝されるのが面倒です。保健所の「お願い」に従わないことはなかなか難しいのです。

医療の理想と現実

僕は症状があって苦しんでいる人は全員入院できる医療体制を望んでいます。そして症状がなくても、感染していて心配ならば入院できる体制もあればいいでしょう。ともかく人々は安心が欲しいのです。

現在は、心配でPCR検査を希望しても、やってもらえないという状態です。PCR検査に偽陽性があるとか、偽陰性があるとか、学問的なことを言っているのではないのです。人々を安心させて欲しいのです。インフルエンザでは、患者が希望すればインフルエンザの検査を行っていました。偽陽性は稀でしょうが、偽陰性は相当数あるはずです。そして経験豊富な臨床医は、インフルエンザ検査の結果とは無関係に症状がインフルエンザと思えば、強く疑えば、抗インフルエンザ薬の投与を患者さんに勧めるはずです。特段インフルエンザ検査が必須ではありません。

PCR検査は遺伝子を増幅する検査です。二重らせん構造のDNAのある部分を高熱で分離して、そしてポリメラーゼで相補配列を作れば倍になります。1回の温度の上げ下げで倍になります。10回行うと約千倍、20回で約百万倍、40回で約1兆になります。つまり、DNAのある部分を増幅して確認する検査ですから、コロナウイルスの一部を調べているのです。つまりコロナウイルスの残骸を測定している可能性を否定できません。また、咽頭で陰性と診断されてもほかの部位にコロナウイルスが存在することを否定できません。所詮、どの検査にも偽陽性や偽陰性は存在します。

メディアが報道している「感染者数」は正しくは「ＰＣＲ陽性者数」です。僕達はＰＣＲ陽性者数以外に、有症状者数、重症者数、そして検査総数なども知りたいのです。

夜間や休日で差別化できる

集客手段の一つは診療時間に目を向けることです。僕がオックスフォード大学に留学していた5年間、イギリスで医師をしている先生の御一家に大変お世話になりました。その先生が北海道の町立病院の院長になり、経営再建の相談という口実で、遊びに行ったのです。温泉に泊まり、ちょっと観光もしました。酪農業が盛んな地域でした。そこでは、朝の4時から診療を開始して大変流行っているクリニックがあると伺いました。酪農業の人は早朝から働くそうです。朝の仕事の開始前、または早朝の仕事の合間にクリニックを訪れる患者さんが多数いるのですね。

通常の診療時間、例えば9時から17時を変えてみてはという提案です。夜の21時、24時までクリニックを開けると患者さんは増える可能性はあります。他のクリニックが行っていなければ、そんな市場はブルーオーシャンです。そして日曜日や祝日に診療するのも集約手段として良いかもしれません。

確かに、歯科診療所では夜間まで空いているところや、休日診療を行っているところをたくさん目にするようになりました。往診を行っている歯科医も増えました。

一度、診療時間の変更を考えてみるのは一案です。ターゲットの患者さんが夕方や夜間、祝日診療を希望していれば勝ち抜ける戦略になるかもしれません。しかし、一方で従業員を多数雇っていれば、管理はたいへんです。働き過ぎで先生方のお体を壊さないように、くれぐれもご自身の健康に気を遣って下さい。

社会貢献はほどほどに

僕が医師になった当時は、奴隷のような生活でした。大学病院からのお給料はゼロでした。正確に言うと幾ばくかのお金は出ていたのですが、みんなでプールしていたのです。そして研修が終了したときに、香港旅行の補填に充てられたと記憶しています。日々生活するお金は、先輩が手術で当直に行けないときに代わりに当直をして小遣いを貯めていました。そんな奴隷のような生活でも、何日も病院に泊まり込むことは苦痛ではありませんでした。そんな無給の奉仕も苦にならなかったのです。医療は社会貢献だという自負もありました。そして日々医師として成長する自分が何故か嬉しくて、楽しかったのです。今流行のＥＣＭＯが導入されたばかりで、ＥＣＭＯの管理で何日も泊まり込んだことは懐かしい思い出です。

研修医が終わってからも、大学病院でのお給料はゼロで、週2回のアルバイトで生活費を稼いでいました。ときどき週末の当直にも行きました。でも、そんな生活も苦ではありませんでした。自分が本当に社会貢献していると実感でき、それが楽しくもあり充実していたのです。みんながストライキをしていても、自分は患者さんを守るために無償でもかまわないから働こうと思っていました。オックスフォードに留学したときは奨学金がありましたので、わずかな貯金も減ることはありませんでしたが、増えることもありませんでした。そして大学で教鞭を取るようになり、教育者としてのお給料に、ちょっと医師手当がつくという生活が始まりました。

その後、僕は運良く講演会に呼ばれたり、書籍を出版したりと複数の収入源があったことは恵まれていました。医療関係者が社会奉仕と称して、無給の時間外労働をする時代は終わったと思っています。病院でも、医療機関でもブラック企業と思うときは、そんな仕事はボイコットすべき、と思っています。

しっかりやるべきことをやり、給与をもらい、そしてすこし余力を残して社会貢献をすればいいと思います。医療従事者だけがブラック業態でも眼を閉じて働く時代を終わらせようではありませんか。

他人とは違うプラスアルファに漢方薬

漢方薬は生薬の足し算です。僕はその昔、漢方は嫌いでした。嫌いというか、好き嫌いの範疇の外で、論外の治療手段でした。オックスフォードで5年間を過ごし、帰国した1998年、僕は漢方製薬メーカーのMRさんから漢方の使用を勧められましたが、あっさりと「エビデンスがない治療薬は論外！」と言い放って、話さえ聞く気もありませんでした。

その後、本邦初の大学病院での保険診療によるセカンドオピニオンを始めました。当時は誰もやっていませんでしたので「あなたは病気ではない、西洋薬ではこれ以上治せない」と言われている患者さんが全国から続々やってきました。お一人1時間、木曜日に8人前後、土曜日の4人前後のセカンドオピニオンを毎週行いました。そして、約9割の患者さんは正しい治療を施されているにもかかわらず、満足していませんでした。つまり、もっとよくなりたいと思っているのです。しかし、僕もいままでの主治医とほぼ同じコメントです。だって実際に正しい治療が施されているのですから。

そんなある日、患者さんに「先生には十分話を聞いてもらって、感謝しています。でも、この症状を治してくれないのですか?」と詰問されたのです。僕の返答は当然に、「だって、西洋医学ではこれ以上行うことはなく、いままでの治療は間違っていませんので致し方ありません」となりました。

そんなある日、また漢方製薬メーカーのMRさんに遭遇しました。そのとき、今度はお話を聞いてみようという気持ちになったのです。漢方にエビデンスがないと否定する前に、ちょっと試してみようと思ったのです。西洋医学で治らないのであれば、そして漢方が保険適用であるのなら、とりあえず試してみようと思いました。また、漢方以外に選択肢はなかったのです。理由は本当にシンプルです。単に漢方以外に西洋医学ではない治療方法で保険適用となっている治療法はなかったのです。

漢方を本気で勉強しようと思いました。たくさんの本の読んで、いろいろな勉強会に参加しました。しかし、僕のサイエンティストとしての思考を満足させる説明はありませんでした。そして、よく理解できない漢方理論とやらを説明されて、ますます漢方嫌いになっていきます。そろそろ自分が漢方を理解するのは限界、と思っているときに偶然お会いしたのが松田邦夫先生でした。松田邦夫先生の講義は明瞭で、難しい漢方理論を振りかざすこともなく、ただ淡々とご自身の経験を語ります。そして古典にもこんなことが書いてあると説明をしてくれました。症状があって、漢方薬があって、その結果治ったという事実だけを極めればよいという立ち位置に思えました。そして、腑に落ちたのです。漢方にはエビデンスやサイエンスはないが、クリニカルパールがあると。

先人の経験知であるクリニカルパールを学んでいると思えば腹が立たなくなりました。そして松田邦夫先生の外来に毎週陪席する機会を与えられて、はや十数年が経過します。

日本の漢方のバイブルは傷寒論

日本の漢方（和漢）のバイブルは傷寒論といわれます。中国後漢時代の医療書で、張仲景が編纂したといわれています。広義の傷寒論は狭義の傷寒論と金匱要略からなります。狭義の傷寒論は急性発熱性疾患の治療書で、金匱要略は慢性疾患の治療書となっています。西洋医学が発達する前の精一杯の知恵です。ちなみに漢方薬で最も有名な葛根湯《かっこんとう》①も傷寒論に登場します。19世紀にルイ・パスツールが病気の自然発生説を「白鳥の首フラスコ」で証明するまでは、西洋医学には外来病原体という概念は根付いていませんでした。肉片をフラスコに入れておくと自然と腐りますが、白鳥の首フラスコに入れて、外気との接触を遮断すると肉は腐らないという実験でした。この実験で自然発生説だけでは説明ができないものがあると結論したのです。顕微鏡は1590年にオランダのヤンセン父子により発明され、レーウェンフックによって、1670年代に精子や微生物も観察されていました。しかし、その微生物に病気の原因の可能性があるとは公式には認められていませんでした。

漢方は顕微鏡が発明されるよりも前から存在する知恵です。「外邪《がいじゃ》」という概念があり、「風《ふう》邪《じゃ》」という言葉もあり、直感で、今でいう空気感染や飛沫感染を理解していたようにも思えます。

細菌やウイルスといった概念がない時代の知恵は、実は原因がはっきりしない病気にも役に立つのです。

新型コロナウイルス肺炎の原因である新型コロナウイルスの性状はボツボツと判明しています。西洋医学では病原体が判明して、そして根本治療が始まります。ところが漢方はそんな病原体という概念がない時代の知恵ですので、症状から治療を開始します。

さて、傷寒論が後漢時代の医療書だといいました。書というイメージは皆様にはどんなものですか？　卑弥呼が登場する魏志倭人伝の写真を日本史の教科書で見たことがある人もいるでしょう。傷寒論も魏志倭人伝もGoogleの画像で検索すると、確かに古びた紙に漢字がタテに並んでいる画像を見ることができます。ところがこれは本物ではないのです。傷寒論や魏志倭人伝が登場した約１８００年前に、紙は普及しておらず、もちろん印刷技術もないのです。つまり、皆様が目にする傷寒論や魏志倭人伝などの書物風のものは、後世、特に紙と印刷が普及した宋の時代以降に写し継がれた写本です。通常は数百年前のものが精一杯古いものです。紙がない時代は、木や竹に漆や墨で文字を書きました。それを木簡とか、竹簡と呼びます。それがオリジナルの傷寒論や魏志倭人伝ですが、そのオリジナルは今では現存しません。ですから、本当に１８００年前のものが正確に、写し継がれ、オリジナルと１００％符号するものかは誰にもわからないのです。もしかしたら、1800年前に存在したというのは後から書き加えたということかもしれません。僕は中国の昔の陵墓からオリジナルが掘り出されないかと期待しています。

漢方を用いた急性発熱性疾患への対処

風邪も、インフルエンザも、新型インフルエンザも、新型コロナウイルス肺炎も急性発熱性疾患として症状を呈すれば同じ作戦を取るのが漢方です。漢方の対処法の基本は、早期の撃退作戦です。ぞくぞくとしたら内服します。実は感染症でなかったとしても問題ありません。漢方は健康な時に内服してもなにも問題ありません。むしろ、僕は講演会などではいろいろな漢方薬は自ら試飲しましょうと勧めています。

火事が大きくなる前に、火元が小さなうちに消火します。もしも火元でなくても、ともかく水を掛けてみればよいのです。ですから漢方薬は常日頃、持ち歩くとよいですよ。

和漢（日本の漢方）では実証はがっちりタイプ、虚証は弱々しいタイプと言い換えればほぼ辻褄が合います。僕は漢方用語を極力使用せずにお話しますが、もっとも頻用される漢方用語であ

JCOPY 88002-885

る実証・虚証はときどき口からつい出てしまいます。そんな時は聞き手に、オートマチックに実証はがっちりタイプ、虚証は弱々しいタイプと頭の中で変換して下さいとお願いしています。筋肉量が多い方から少ない方に向かって実証から虚証となります。消化機能が強い人から弱い人に向かって実証から虚証となります。また、いろいろなことが我慢できる人から、些細なことも我慢できない人に向かって実証から虚証となります。そして、麻黄《まおう》という交感神経を刺激する生薬を比較的多量に問題なく飲める人から、麻黄《まおう》を少量でも飲むとムカムカ・ドキドキする人に向かって実証から虚証になります。だいたい、子どもから高齢者に向かって実証から虚証になります。

急性発熱疾患の初期治療に対する漢方薬の解説をします。実証の人は麻黄湯《まおうとう》㉗です。ちょっと実証な人は葛根湯《かっこんとう》①です。やや虚証の人は麻黄附子細辛湯《まおうぶしさいしんとう》⑫⑦で、本当の虚証の人は香蘇散《こうそさん》⑦⓪が適します。自分に適した漢方薬はムカムカ・ドキドキなどの不快な作用なく内服できます。そして効果的に急性発熱性疾患の加療ができるのです。

飲み方は数時間ごとに1包、汗がでるまで内服します。最初に2包を飲むことが適していると説明する人もいます。そして可能なら布団に入り安静にします。安静にできないときはちょっと厚着をします。自分や自分の家族で試すのが最良の勉強方法です。上記の漢方薬は内服すると少しずつ発熱します。その後、じとーっと汗をかいて、そして解熱し、事なきを得ます。そんな典型的な経過を体感すると漢方が大好きになります。

わが家は娘が麻黄湯《まおうとう》㉗、僕が葛根湯《かっこんとう》①、家内が麻黄附子細辛湯《まおうぶしさいしんとう》(127)で、数年前に他界した母が香蘇散《こうそさん》(70)でした。娘は高校生ですが、今まで幼稚園から急性発熱性疾患で休んだのは3日だけです。僕はまだ休んだことがありません。家内は数年に1回ちょっと風邪で寝込みますが、ほぼ元気です。母も本当に元気でした。

新型コロナウイルス肺炎に感染しても、そんな心配が心をよぎっても、わが家はそれぞれのいつもの漢方薬を内服して対応します。わが家は常時漢方薬を切らさないように心がけています。

初期消火のために大切なことは、発熱をさせることです。僕は患者さんに「免疫力を上げるために体は発熱しているのだから、発熱を楽しんでくださいね」と話しています。そんな気持ち良い発熱が半日から1日続いて、病原体を撃退していると僕は想像しています。ですから、発熱の脚を引っ張る行動は、急性発熱疾患の早期撃退に反し、また長引く原因になると思っています。冷たいものをガンガン飲むとか、入浴して髪を乾かさないとか、そして鎮痛解熱剤を飲むとかです。鎮痛解熱剤を含む総合感冒薬は完全に風邪にかかってしまい、つらくて致し方ないときに内服します。一方で漢方薬はまだ汗をかいていないとき、風邪にかかったかなと思うときに飲むのがお勧めです。

漢方薬を飲んでも、早期撃退に失敗したときは、麻黄湯《まおうとう》㉗、葛根湯《かっこんとう》①、麻黄附子細辛湯《まおうぶしさいしんとう》(127)、そして香蘇散《こうそさん》(70)のいずれかを１日３回で続行しても効果はあります。しかし、より効果的な対処法は、早期撃退に失敗したときは柴胡《さいこ》という生薬を含む漢方薬に切り替えることです。既に相当汗をかいている時などは柴胡桂枝湯《さいこけいしとう》⑩がイチオシです。また数日以上の感冒様症状であれば朝鮮人参と柴胡《さいこ》を含む小柴胡湯《しょうさいことう》⑨や、朝鮮人参と黄耆《おうぎ》、そして柴胡《さいこ》を含む補中益気湯《ほちゅうえっきとう》㊶が候補になります。

新型インフルエンザの予防に補中益気湯《ほちゅうえっきとう》㊶

２００９年に新型インフルエンザが流行しました。今回の新型コロナウイルス肺炎に比べると、今から思えば小さな出来事に思えます。今やそのウイルス、Ｈ１Ｎ１は通常のインフルエンザの仲間になりました。新型コロナウイルス肺炎もそうなることを僕は願っています。

さて、２００９年の新型インフルエンザの流行時に僕は漢方薬の予防効果を確かめるべく、愛誠病院の職員に協力してもらい臨床実験を行いました。１７９人が補中益気湯《ほちゅうえっきとう》㊶の内服を希望し、１７９人が希望しませんでした。病院職員の希望者に補中益気湯《ほちゅうえっきとう》㊶を飲んでもらい、また希望しない職員も含めて全員を毎月診察しました。そして経過を見たところ、補中益気湯《ほちゅうえっきとう》㊶を内服した群は一人だけ感染し、内服しない群は７人が感染しました。この結果をランセットに投稿しましたが、ランダム化されていないという理由で残念ながら採択されず、ＢＭＪがレターとして速報で載せてくれました。

補中益気湯《ほちゅうえっきとう》㊶は朝鮮人参と黄耆《おうぎ》を含む参耆剤《じんぎざい》で、そしてこじれた状態に有効な柴胡《さいこ》を含む漢方薬です。保険病名に感冒もしっかりと含まれています。そんな補中益気湯《ほちゅうえっきとう》㊶は新型インフルエンザの予防に確かに有効でした。

新型コロナウイルス肺炎の予防に漢方薬！

新型インフルエンザに有効であった補中益気湯《ほちゅうえっきとう》㊶は、今回の新型コロナウイルス肺炎にも有効であろうと推測しています。僕も当然、内服しています。

医療用のツムラの補中益気湯《ほちゅうえっきとう》㊶の効能・効果は、「消化機能が衰え、四肢倦怠感著しい虚弱体質者の次の諸症：夏やせ、病後の体力増強、結核症、食欲不振、胃下垂、感冒、痔、脱肛、子宮下垂、陰萎、半身不随、多汗症」です。

一方で、一般用のツムラの補中益気湯《ほちゅうえっきとう》㊶の効能・効果は、「体力虚弱で、元気がなく、胃腸のはたらきが衰えて、疲れやすいものの次の諸症：虚弱体質、疲労倦怠、病後・術後の衰弱、食欲不振、ねあせ、感冒」となっています。

一般用には、夏やせ、結核症、胃下垂、痔、脱肛、子宮下垂、陰萎、半身不随がありません。

実は一般用と医療用は製薬メーカーが同じであれば、まったく同じ成分です。同じ製造ラインで作っていて、1包あたりの分量を一般用では少なくしていることもありますが、最近は満量処方と称して、医療用と同じ内服量にしている商品もあります。

むしろ漢方の違いはメーカーの差異で生じます。西洋薬の主成分は多くの場合、化学合成品です。ジェネリックメーカーの薬を調剤薬局が患者さんに勧めるときに「まったく同じですから、お安い方にしませんか?」といったフレーズを耳にします。実はここにもトリックがあって、主成分はまったく同じですが、添加物や製造法は通常異なるのです。この点を僕はあんパンに喩えています。「僕は木村屋のあんパンが大好物だけれども、あんが木村屋と同じでも、パンやゴマなどが異なれば、またあんの特許が同じでも、製法が異なれば、やっぱり別物でしょ!」と患者さんには説明します。

ところが、オーソライズド・ジェネリックとして先発品と全く同じものが後発品でも売られています。これは木村屋のあんパンを、全く同じで、商品名を変えて、少々安く売っているといったイメージです。

さて、漢方は生薬の足し算です。生薬は多くは植物の根、種、葉、花、茎、実などです。そして鉱物、動物などもあります。これらは工場で製造するのではなく、天然品や栽培品です。つまり、収穫の場所、年などで品質差が当然にあります。

僕は、「漢方は回転ずしと同じだよ。同じマグロでもイカでもタコでも、お店で同じ味のこともあれば、結構違うこともあるでしょ」と説明しています。

さて、コロナショックでクリニックでは患者数が減少しています。患者の減少を補うためにも、また収益改善のためにも、そして何よりも患者さんの感染予防ために、すべての患者さんに補《ほ》中益気湯《ちゅうえっきとう》㊶を強く勧めましょう。対面診療でも、オンライン診療でも、在宅診療でも、すべての患者さんに勧めましょう。

世の中は、新型コロナウイルス肺炎に異常なまでに怯えています。これはある意味ビジネス的にはチャンスなのです。恐れに乗じて安心していただく商品を売ることはまったく問題ありません。補《ほ》中益気湯《ちゅうえっきとう》㊶にまったく効果がないのであれば、詐欺商法になりますが、歴史的な経験の集積と、そして２００９年の新型インフルエンザに有効であったという根拠があります。患者さんは新型コロナウイルス肺炎に感染したくないから、受診を控えているのです。

この受診抑制は政府とメディアが創り上げたと思っています。インフルエンザと大差ない危険性なのにあまりにも新型コロナウイルス肺炎の扱いは超危険なイメージです。僕達がメディアや政府に狼煙を上げても大した力にはなりません。むしろ、彼らのお陰で受診抑制がかかり、本当に医療機関の継続運営は危機に瀕しています。ですから、その恐怖のプロパガンダを逆手にとって、生き抜こうではありませんか。

診察室内では医師は何を勧めてもOK、ルルドの水でもOK

まず、知っておきたいことは、医師であれば、診察室内では何を勧めても法律に触れません。

皆さん、ルルドの水をご存知ですか。ルルドはフランス南端の街で、ここから湧き出る水は、病を癒やす奇蹟の水とされているのです。ルルドはピレネー山脈のフランス側の山麓で、ピレネー山脈を越えるとそこはスペインです。ポー川が街はずれを流れ、その流れに沿って岸壁があり、そこに聖母出現の場として名高いカトリックの聖地マッサビエルの洞窟があります。その洞窟の入り口に、ローマ法王庁にも「奇蹟」として認定されているルルドの泉があるのです。

1858年、聖母が18回にわたって出現したとされています。そしてそこから湧き出る水が病を治す奇蹟の水となり、多くの人が尋ねるようになりました。そしてカトリック教会が調査を行い、1862年に「聖母の御出現」がカトリック教会により公認され、ルルドは「聖地」となりました。

今日まで、7,000例以上の治癒が報告され、カトリック教会によって約2,500例が他の理由では説明不可能とされ、その中の約70例が奇蹟的治癒と認定されています。奇蹟の報告者にはアレクシス・カレルもいます。彼は1912年に血管吻合法でノーベル生理学・医学賞に輝く

JCOPY 88002-885

人ですが、彼が1902年に巡礼団の付き添い医師としてルルドを訪問し、そして危篤状態であった結核性腹膜炎の少女がルルドの水で全快するのを目の当たりにして、そして報告しています。

そのルルドの水を、医師として皆さんが診療室内でどんな疾患に勧めても、実は法律には触れないのです。医師以外は水に限らず、サプリメントや健康食品などは基本的に公に効能・効果を謳うことができません。また医薬品であっても、厚生労働省が認可した以外の効能・効果を宣伝することはできません。薬機法に触れるからです。

薬機法は以前の薬事法で、正式名称は「医薬品、医療機器等の品質、有効性及び安全性の確保等に関する法律」です。薬機法では医薬品、医療機器等の品質と有効性および安全性を確保する他、下記を目的に製造・表示・販売・流通・広告などが細かく定められています。

- 保健衛生上の危害の発生及び拡大の防止
- 指定薬物の規制
- 医薬品、医療機器及び再生医療等製品の研究開発の促進

注意したいのは、薬機法は、医薬品や医療機器だけでなく、医薬部外品、化粧品などの定義も

定め、健康食品の規制にも活用される点です。ですからこれら商品を取り扱う際は、必ず把握しておくべき法律なのです。ただし、医療行為を行っている診察室内の医師には適用されません。医師としてルルドの水に効果があると思い、そしてその水をいくら高額で販売しても法律には触れません。

次に、補中益気湯《ほちゅうえっきとう》㊶をコロナが心配な患者さんにどうやって勧めるかをお話します。つまり、補中益気湯《ほちゅうえっきとう》㊶を皆さんがいろいろな情報から新型コロナウイルス肺炎の予防に有効であると思えば、その旨を診察室内で患者さんに語ることは問題ありません。先生ご自身が補《ほ》中《ちゅう》益気湯《えっきとう》㊶を毎日内服していれば、それが一番の説得材料になります。

「新型コロナウイルス肺炎の感染が心配だから、僕も補中益気湯《ほちゅうえっきとう》㊶という漢方薬を飲んでいます。いろいろな医師の臨床経験から有効と思っています。そして僕も家族も補中益気湯《ほちゅうえっきとう》㊶を飲んでいます。副作用は基本的に稀ですが、何か不快なことが起これば内服を中止してください。それまでは数ヵ月、数年内服しても問題ありません」

さて、問題となるのは健康保険で処方する場合です。ここには制約があります。医療用医薬品としての補中益気湯《ほちゅうえっきとう》㊶の効能・効果「消化機能が衰え、四肢倦怠感著しい虚弱体質者の次の諸症：夏やせ、病後の体力増強、結核症、食欲不振、胃下垂、感冒、痔、脱肛、子宮下垂、陰萎、半身不随、多汗症」を遵守する必要があります。

漢方の病名は、過去の経験則からいろいろな病名や症状が並んでいます。漢方は生薬の足し算のため、いろいろな症状に有効であることは当然の帰結です。ですから、主症状を治すために投薬した漢方で副症状が治ることは多々経験します。また、本人が病気や症状と思っていなかったこと、つまり体質までもが、改善することも経験します。ですから、漢方薬の病名は主症状であることは不要です。なにかの訴えが効能・効果に含まれていれば、健康保険の適用として漢方を処方できます。僕がよく使う病名は、虚弱体質、そして子宮下垂、陰萎です。陰萎はインポテンツですから、少々あちらに元気がない状態であれば、それを記載すれば長期に処方可能です。子宮下垂も症状は人それぞれでしょうから、先生が、子宮下垂があると診断すれば処方可能です。

そんなちょっとした工夫でも患者さんが楽になれば喜ばれますよ。漢方の専門家と称する人が、「実証の人が虚証の薬を飲むと副作用が生じる」と発言しています。しかし、基本的には問題ありません。敢えて言えば、あまりに元気だと朝鮮人参と黄耆《おうぎ》を含む参耆《じんぎ》剤はおいしくないことがあります。そんな時は、小柴胡湯《しょうさいことう》⑨や大柴胡湯《だいさいことう》⑧などの柴胡《さいこ》剤を処方しています。

僕は同級生の不妊のクリニックで漢方を希望するパートナー全員に補中益気湯《ほちゅうえっきとう》㊶を処方していますが、飲めないという訴えはほぼゼロです。

患者集客のためにもっと積極的に漢方薬を処方しよう

漢方薬を使えるようになると西洋医学で限界を感じている患者さんに投薬が可能になります。本当に漢方が効いているのか時間稼ぎかわからないといった意見も耳にしますが、ビジネス的にはどちらでもいいではないですか。だって、時間が稼げて、そして患者さんが楽になれば、患者さんは喜んでくれます。当然、漢方を処方したこちらも嬉しいのです。そして漢方も処方できる医師というお墨付きが先生に加わります。

実は、漢方の勉強は難しくありません。何人かの専門家と称する人が難しく語っているだけです。僕達は西洋医ですから、まず西洋医学で対応します。そして現代西洋医学で治らない、もっと良くなりたい、現代西洋医学では病気ではないとされている患者さんを顧客にすればいいのです。一緒に適切な漢方薬を探せばいいのです。ライフタイムバリューを考えると、患者さんのいろいろな訴えや症状に対応できることは本当にプラスになります。いろいろな訴えで通院してもらいましょう。長く患者さんとおつきあいができれば、クリニックの評判が向上し、お友達を連れてきてくれるでしょう。それが長い目でみて経営の安定化につながります。

漢方が好きとか嫌いという観点ではなく、集客の一手段として漢方薬を診療のなかに加えてください。必ず患者さんが増えますよ。

漢方の勉強方法

漢方はまず使うことです。決して、漢方理論を勉強してから使おうとか、古典を読んでから使おうとか、漢方診療ができるようになってから使おうとか思わないで下さい。

僕の書籍、『フローチャート漢方薬治療』を見ながら、症状や訴えに合う漢方薬をそのまま選んでどんどん処方して下さい。そしてついでに『本当に明日から使える漢方薬：7時間速習入門コース』を読んで下さい。また、僕が主宰する「漢方．jp」というホームページも利用して下さい。「YouTube漢方．jp」にもたくさんの動画があり、またコロナショックとなる前に行った僕の講演会や、僕の師匠である松田邦夫先生の帝京大学での55回にわたる各3時間の勉強会も見ることができます。そして他のフローチャートシリーズやモダン・カンポウシリーズなども含めて、30冊以上の医師向け書籍を用意しましたので、それらの書籍もご利用下さい。

僕はイギリスから帰国して、漢方に興味を持って20年以上になります。松田邦夫先生に師事して10数年が経過しています。僕が松田邦夫先生に教えて頂いたことを皆様になるべくわかりやすく伝えるために懸命に本にしてきました。僕の20年を皆様には1年前後で追いついて頂きたいからです。まず、西洋医学で困っている患者さんに300例を目安に処方してみて下さい。

AIDMA (Attention, Interest, Desire, Memory, Action)

AIDMAとは消費者の購買決定です。消費者はまず、その製品を知って(Attention)、興味を持って(Interest)、欲しいと思うようになって(Desire)、記憶して(Memory)、最終的に購買行動(Action)に至ります。コロナショックの時期に新しい患者を増やす努力も必要でしょう。そのためには、クリニックと先生の存在を知ってもらって、そして興味を持ってもらって、行きたいなと思ってもらって、そしてそれが脳裏に記憶されて、そして最終的に受診するという流れになるということです。確かにそうですが、SNSが普及した現在、知った後に、興味を持った後に、まずネットやSNSで調べるという行動が加わります。そして、最後にまたネットでその評価を流すということをする人もいます。

上記の購買行動とは別に、特別に強く集客効果があるのは口コミです。信頼できる人からの情報を人は信じるのです。ですから、一人の顧客の後ろには5～10人の潜在顧客がいると思って接するといいかと思っています。

キャズム（Chasm）を越えるために漢方を使え

キャズムとは溝を意味する言葉です。そこを越えると多くのファンを抱えることになります。ベンチャービジネスの世界で使われ始めた言葉ですが、顧客を理解する上で役に立ちます。まず顧客は5種類に分類されます。新しいもの好きから超保守的な順番に、イノベーター（革新者）、アーリーアダプター（初期採用者）、アーリーマジョリティ（前期追随者）、レイトマジョリティ（後期追随者）、そしてラガード（遅滞者）です。キャズムはアーリーアダプターとアーリーマジョリティの間にあります。そこを超えると一気に広まるという理論です。

クリニックの開業を例に挙げると、イノベーターは開院前から興味があり内覧会に来てくれる人達です。アーリーアダプターは開院当日に来てくれる人達、アーリーマジョリティは早期の評判に敏感で開院早々に訪れる人達、そしてレイトマジョリティはみんなが行くから行ってみようかという人達、そしてラガードは、他に行くところがなくなったから致し方なく行こうという人達です。イメージ湧くでしょ。

ともかくアーリーマジョリティをゲットするまで平身低頭、地道な努力をして、少々赤字でも、出費がかさんでも生き抜きましょう。キャズムを超えられるまで頑張るのです。

そのために漢方は利用できます。

持続的競争優位性

ビジネスで大切なことは、勝つことと、勝ち続けることです。他の人が簡単に真似できないものを創り上げると、そんなシステムがあると、永続的に勝ち続けられます。しかし、それが結構難しいのです。経済産業省によりますと、起業しても1年後に生き残っているのは7割にすぎません。3年後では5割、5年後では4割なのです。半分以上の企業が起業後5年以内につぶれます。

利益を上げるためのキーワードは、「顧客提供価値×持続的競争優位性の担保」と思っています。人が喜ぶサービスを提供して、それが長く続くということです。

そのためにピーター・ティールは著書「Zero to One」で独占に必要な4つの要素を語ります。

これはインターネットビジネスで勝ち続けるための作戦ですが、勉強になるのでここでとり上げます。

- プロプライエタリ・テクノロジー
- ネットワーク効果（相互ネットワーク効果とネットワーク外部性）
- 規模の経済
- ブランディング

プロプライエタリ・テクノロジーとは、人が真似できない技術です。それは特許で守られていてもいいし、秘密の製法でもいいのです。特許はある年数が訪れると終了します。製薬会社がブロックバスター（年商1，000億円以上を売り上げる薬剤）を開発して、特許期限内で原価を回収し、最大限の利益を確保するため世界中で売りまくるといったイメージです。特許が切れるまで他のメーカーは真似できません。

一方で、コカ・コーラの製造方法は今でも秘伝だそうです。中枢の数人がそれぞれ各人秘伝を持っていて、それを合わせるとコカ・コーラになると言われています。僕の都市伝説的な理解ですが、それであれば特許を超えて永続的なプロプライエタリ・テクノロジーになります。

クリニックでプロプライエタリ・テクノロジー的な立場になることはまず不可能です。すくなくとも保険診療を行っている限り、その保険診療はどのクリニックや病院の医師がやろうと決めればだれでもできることなのです。

漢方診療も同じで、昔は秘伝として一子相伝で伝えられていました。僕が江戸時代の名医である和田東郭の診療風景を弟子が記述した書籍『蕉窓雑話』を現代語訳しています。その本は『飛訳モダン・カンポウ（新興医学出版社刊）』ですが、その中に、大変お世話になった人に秘伝の伝授を頼まれるという話があります。その秘伝を伝えることは御法度です。そこで、秘伝を書いた紙を、故意に落として、それをお世話になった人に拾ってもらうというストーリーです。漢方はちょっと前までそんな雰囲気が残っていました。「講義では簡単に教えるな！　弟子になってから優しく教えればいい」と言い放った漢方医がいたと松田邦夫先生は教えてくれました。

僕が作りあげたフローチャートや、モダン・カンポウの考え方で多くの西洋医が簡単に漢方を使えるようになりました。僕が作りあげたというのはやや言い過ぎで、僕は松田邦夫先生の診療をTTP（徹底的にパクって）そして、それに少々進歩を加えてTTPS（徹底的にパクって進化）しただけです。ですから、30冊以上の漢方の医師向け書籍を出版していますが、基本的な間違いはまだありません。当然ですね。松田邦夫先生の経験と叡智をTTPしているのですから。

ITビジネスで勝ち続けるために必要な2つ目はネットワーク効果です。ネットワーク効果には2つあって、相互ネットワーク効果とネットワーク外部性です。

相互ネットワーク効果とは、売り手がいて、買い手がいるから成り立つビジネスでは、その数が多い方が勝ち抜くということです。オークション市場はこれにあたります。売り手にとっては、買い手が多い方が、値が上がると期待できます。買い手も売り手が多い方がいろいろな商品を比較して購入できることを期待します。出品者と購入者をつなぐマッチングビジネスではどちらを先に増やすかということがいつも問題になりますが、どちらかが増え始めれば勝手に雪だるま式に大きくなり他の企業は追いつけなくなるのです。

ネットワーク外部性は電話でたとえるとわかりやすいです。電話は1台では役に立ちません。2台になると相互に話ができるようになります。しかし、電話が普及すればするほど、連絡がとりやすく便利になります。そこでより多くの顧客を取り込んだシステムが勝ち組として残り、他は退場となるのです。「仲間外れは嫌だよね」といったイメージです。LINEもそうでしょう。

また、発表用のパワーポイントも，みんながパワーポイントだから僕もパワーポイントを使おうとなるのです。

相互ネットワーク効果もネットワーク外部性も医療ビジネスでは縁が遠いように思えます。敢えて言えば、医師と患者をつなぐマッチングビジネスを企画している会社は、相互ネットワーク効果が働いて、将来一社だけが栄える可能性が高いのです。

3つ目は規模の経済です。これはITビジネスに限りません。製品の生産量が増えれば増えるほど、製品一つあたりの平均費用が下がります。製品を購入量に置き換えると医療でも起こっていることです。医療サービスで使用する薬剤や医療物品、リネンなどもたくさん使用した方が納入価格は安くなるのです。ですから、病院ではチェーン展開して、流通にサービス会社を入れて、規模の経済で安く仕入れることが可能になります（クリニックで規模の経済で勝ち抜く方法は少ないと思います）。

4つ目はブランドです。これもITビジネスに限りません。ブランドとは信頼です。同じような商品があったときに、そのブランドが付いていると、少々高くてもそちらを選択するという構図です。少々は、実は相当かもしれません。似たようなクリニックが乱立している状態で勝ち抜くにはブランドを築くことが大切です。クリニックの場合、全国規模でブランドを築く必要はまったくなく、患者さんが来てくれる範囲に限ってブランドを築けばいいのです。

簡単で地道なブランド構築の方法は患者さんに好かれる外来をすることです。ブランドはこちらが努力するものですが、残念ながらこちらが価値を決めることはできません。少々値が張っても選ぶという意志決定は顧客、つまり患者サイドが握っています。

隠岐の島の思い出、テスラ

数年前に隠岐の島に遊びに行きました。隠岐島前病院の院長である白石吉彦院長に会いに行ったのです。筋膜リリースという治療法に興味を持ったからです。超音波で筋膜を確認して、生理食塩水を注入すると、肩こりや腰痛など、いろいろな痛みが治るという報告を目にして、その啓蒙者であった白石先生に辿りつきました。早速メールで見学希望を伝えると、すぐにＯＫが出ました。

確かに超音波で確認しながら生理食塩水を注入すると筋膜にサーッと広がる様子が確認できます。そして患者さんに今までの経過を聞くと確かに良くなるそうです。その後、僕も外来でたくさん筋膜リリースを行いました。保険適用にするために少量の麻酔薬を入れて、トリガーポイントという手法を行いました。

その隠岐の島で印象深いのは生まれて初めて乗った電気自動車のテスラです。テスラはイーロン・マスクが率いる電気自動車開発を手がける企業です。テスラに乗せてもらって感動したのはその加速力でした。誰もいない直線道路で白石先生がアクセルを踏み込むと、今まで経験したことのないとんでもない加速感を感じました。本当に怖いほどの加速力に感動しました。これが、テスラが誇るプロプライエタリ・テクノロジーです。この加速技術で、他の企業の追随を許さず自動車メーカーの中でどんどん他の自動車会社を引き離します。そして、技術の次はシェアの獲得です。ここでいうシェアは自動車ではなく、電気自動車の電気を供給するバッテリーのシェアです。世界のバッテリーのシェアを握ると、規模の経済になり一人勝ちできる基盤となります。ソーラー発電でも必要とされるバッテリーに照準を合わせて世界制覇を目論みます。そしてそんな持続的競争優位性を備えてブランド価値は上昇していきます。2018年にはテスラは自動車販売数で50倍のゼネラルモーターズを時価総額で抜きます。つまりザックリ言うとゼネラルモーターズに比べてテスラは50倍のブランド価値があるということになります。そして2020年には時価総額でトヨタを抜き世界一の自動車メーカーになりました。

将来は、テスラの電気自動車が益々普及し、自動運転となり、車内がネット空間になるでしょう。するとそこでネットワーク効果が生まれると、テスラの顧客提供価値×持続的競争優位性で、他のメーカーがまったく届かないほど強いブランド力をもった存在になるのです。テスラは電気自動車の加速力というプロプライエタリ・テクノロジーで始まり、バッテリーのシェアで価値を確固たるものとしました。そしてそのブランド力は留まることを知らず、そしてネットワーク効果を見据えて、ますます強大な企業になっていくでしょう。

患者さんに好かれる医師になれているか？

さて、患者さんの減少を止めるには、ともかく患者さんに好かれる医師になりましょう。好かれる医師とは、医療知識が豊富な医師と同じではありません。患者さんに好感を持たれるのと、高度な医療知識を習得するのはじつはまったく別次元のことです。

クリニックの医師としてなら僕は特別珍しい病気を治す必要はありません。珍しい病気は、その病気を治せる専門の医師を紹介すればいいのです。

ここでは好感を持たれる医師になる僕なりの方法を伝授したいと思います。まず、コンピューターだけを見るのは止めましょう。できる限り患者さんの顔を見ましょう。真正面から覗き込むように見ると嫌がられることがあります。こちらはあなたに気を配っていますよというメッセージが伝わるように見てあげればいいのです。

患者さんは安心したいのです。ゼロリスクを目指して、ほんの少しの心配事も説明する医師がいますが、そんな説明はクリニックレベルではサラッと流してしまいましょう。僕は「大丈夫、怖い病気ではないよ」とお話しして、身体診察をすることにしています。身体診察は体を触るためで、スキンシップのためと思っています。漢方を処方するためには漢方診療が必須だから腹部を漢方的に診るのではありません。ただただ、スキンシップのための診察です。ベッドがない診察室では、脈を診て、そして背中を触らせてもらいます。背中を触るだけで筋肉量などいろいろな情報も手に入ります。それよりも、患者さんに診てもらった感を伝えるためのスキンシップです。そして、「困ったことがあればいつでもいらっしゃい！」という言葉を添えています。そんな一言で患者さんは安心してくれます。

魔法の言葉「一緒に治していきましょうね」

僕が信頼するコンサルタントは、患者さんおよびその家族の満足度に関するアンケート調査を行うとき、大きく3つの要素に分けて分析をするそうです。一つ目は構造と呼び、建物がきれいだ、医療機器をそろえている、医師や看護師がたくさんいる、家や職場から近いなどの項目です。2つ目は過程と呼び、医療機関に入ってから診察を済ませて、医療機関を出るまでに受けるサービスです。そして3つ目は結果と呼び、どのような治療を受け、病気が治ったかとどうかという項目です。

もちろん病気の種類により調査結果に違いは出ますが、おしなべていうと、患者さんが医療機関に期待するものとして、「構造」「過程」「結果」は、ほぼ同じような比率になります。しかし、診療を終えた患者さんは、満足度に影響する要素として65％が「過程」の項目によるものとなり、25％が「構造」によるものとなるのです。なんと「結果」は、10％しか患者やその家族の満足度に影響しないのです。よくあるのは、がんで亡くなった患者さんの家族でも十分な満足度が得られているということです。しかし、医師に調査の予測について聞くと、85％は、「結果」だろう、というのです。要は、治しさえすれば満足度が得られると思っているのです。

この65%の影響がある「過程」において、一番影響が大きいのは医師がどのように診療を行ったかです。ムンテラ（口頭による治療）が、満足度に与える一番大きな要素なのです。そのコンサルタントは、まったく投資のかからない患者さんとその家族の満足度向上方法を提案しています。それは「一緒に治していきましょうね」という言葉です。「お大事」にではなく、「一緒に治していきましょうね」と声をかけることにより、満足度が簡単に向上するそうです。

マスクをしないでやってきたのに

僕は、これまで基本的にマスクは一切せずに診療を行ってきました。インフルエンザ疑いの患者さんが来てもマスクをしたことはありません。インフルエンザの簡易検査が陽性の患者でもマスクなしで診療を行ってきました。風邪やインフルエンザをもらってしまったかなと思ったらすぐに葛根湯《かっこんとう》①を内服して、そして数時間おきに内服を繰り返し、徐々に発熱させて、じわーっと発汗させて、事なきを得るということを繰り返してきました。僕は微妙に風邪やインフルエンザに感染して、そして漢方で治していることを繰り返しているので、もっとも有効な生ワクチンを受けて続けていると理解しています。

マスクをすると顔の表情が患者さんに伝わらないのです。目だけで感情を伝えるほど演技が上手くないので、マスクの着用はできる限り避けていたのです。ところがコロナショックの最近は僕もマスクをしています。クリニックや病院の中だけマスクをしているのです。濃厚接触者と認定されては病院やクリニックに迷惑が掛かるので、僕なりの精一杯の努力です。外に出るときにはマスクはしません。マスク着用の要請がある場所では適宜マスクをするために常時マスクは持ち歩いています。

Job to be done. ミルクシェイクの話

ビジネス界では誰でも知っているクレイトン・クリステンセン教授が提唱したのがジョブ理論です。クリステンセン教授は「破壊的イノベーション」や「イノベーションのジレンマ」で有名です。ここではミルクシェイクの話をします。

あるファストフード企業で「ミルクシェイクの売上高を拡大する」という企画があがりました。

まず、はじめにさまざまなフレーバーを追加しましたが、売上は伸びません。次に市場調査を行い、購入者をセグメント化して地域別に販売しましたが、効果はありません。また、味や値段や量を指標にアンケート調査を実施し、製品に反映しましたが、それでも売上は変わりませんでした。

そこで実際に購入者にインタビューをしたのです。なにが顧客を店に向かわせ、ミルクシェイクを購入させたのか、その理由を調べたのです。その結果、車での通勤時間が長いので、長持ちして、かつ運転する手が汚れない食品としてミルクシェイクを買っていたことがわかったのです。そこで、フレーバーはシンプルにして、長持ちするどろっとしたシェイクを開発したところ、爆発的に売上が拡大しました。顧客は、値段やフレーバーではなく、長持ちするシェイクを求めていたのです。

一方で休日は異なる風景になります。購入層は子どもと一緒に来店する父親でした。日頃は母親に甘くて量が多いシェイクなど論外と買ってもらえない子ども達に父親が買い与えているのでした。そして子ども向けのシェイクを用意したところ、当然に売上が伸びました。

つまり、僕達にとっては「顧客が要求していることを正しく提供しているのか」という問いが大切になります。別の有名なフレーズに、「4分の1インチのドリルを買う顧客が本当に欲しいものは、4分の1インチの穴である」というものもあります。

クリニックでは医療サービスを僕達は当然のように提供しています。プロトコールやガイドラインに沿って長生きのために最善の医療を提供しています。患者さんは本当にみなさんが提供している医療サービスを求めているのでしょうか。それはみなさんご自身が僕のヒントとあわせて考えて下さい。

医療広告

クリニックについての広告はいろいろと規制を受けます。駅や電柱の看板、電車やバスの広告、そしてホームページ、なによりご自身のクリニックに取り付ける案内板まで、同じ規制を受けるのです。詳細は医療広告ガイドラインとして厚生労働省のホームページで閲覧できます。

- 医業若しくは歯科医業又は病院若しくは診療所に関する広告等に関する指針（医療広告ガイドライン）
- 医療広告ガイドラインに関するQ＆A

概要はザックリ、医療広告には2種類あり、患者さんが受動的に見る広告（チラシ、看板など）と、患者さんが能動的に見る広告（ホームページなど）があります。患者さんが受動的に見る広告では14項目のみ掲載できます。14のその他に関しては医療広告ガイドラインを参照してください。

一方で、患者さんが能動的に見る広告では、『限定解除』という条件を満たせば、掲載可能となる内容もありますが、能動的な広告でも受動的な広告でも不可となる項目も7つあります。

限定解除の条件は、保険診療では、ホームページなど患者が能動的にみる広告であること、電話番号などの問い合わせ先を書くこ

1. 医師あるいは歯科医師である旨
2. 診療科名
3. 医療機関名・電話番号・住所
4. 診察日時・予約の有無
5. 保険医療機関である旨など
6. 地域医療連携推進法人の参加病院である旨
7. 病床数やスタッフの人数
8. 医療従事者の略歴や専門性資格など
9. セカンドオピニオンの実施など
10. 紹介可能な医療機関名や紹介率
11. ホームページ URL や e-mail アドレス
12. 提供される医療の内容や往診の有無
13. 手術検査や外来・入院患者数
14. その他

受動的に見る広告に掲載できる内容

と、自由診療では上記に加えて、自由診療の内容・費用を書くこと、自由診療のリスク・副作用を書くことが加わります。

僕が驚いたのは、医療機関の広告では研修施設の掲載は不可、産業医の掲載も不可ということです。僕はこんな制度があるとはまったく知りませんでした。疑問がある時は所管の保健所に聞くと教えてくれます。しかし、保健所では上記の医療広告ガイドラインとそのQ&Aを見るように説明されます。僕は、ホームページは自分から取りに行く情報なので、何を書いてもいいと思っていました。実際に20年近く前に下肢静脈瘤のホームページを作って、全国から集客を計った時は、まったくそんなことに注意せず、思うままにホームページを作成して、患者さんが理解しやすいように僕が書きたいことを書いていました。Google検索ではいつもトップで、日本中から患者さんが集まりました。当時はホームページの創生期で混沌としていた時代だったから可能だったのでしょう。

面白くて参考になるのは標榜できる診療科名で、医療広告ガイドラインの（2）―アに「政令

1. 虚偽広告
2. 比較優良広告
3. 誇大広告
4. 患者の体験談
5. 説明が不十分な術前術後写真
6. 公序良俗に反する内容
7. その他

広告に掲載できない内容

で定められた診療科名」があり、その（i）に「医療機関が標榜できる診療科名として広告可能な範囲」があります。そこには次のように書かれています。

1「内科」「外科」は、単独で診療科名として広告することが可能であるとともに、2以下の（a）身体や臓器の名称、（b）患者の年齢、性別等の特性、（c）診療方法の名称、（d）患者の症状、疾患の名称についても、政令第3条の2第1項第1号ハに規定する事項に限り「内科」「外科」と組み合わせることによって、診療科名として広告することが可能である。

3 その他、政令第3条の2第1項第1号ニ（1）に定める診療科名である「精神科」、「アレルギー科」、「リウマチ科」、「小児科」、「皮膚科」、「泌尿器科」、「産婦人科」（※）、「眼科」、「耳鼻いんこう科」、「リハビリテーション科」、「放射線科」（※）、「救急科」、「病理診断科」「臨床検査科」についても、単独の診療科名として広告することが可能である。

また、これらの診療科名と上記2の（a）から（d）までに掲げる事項と組み合わせることによって、診療科名として広告することも可能である。

ちょっと難しいですが、これをわかりやすく解説したものを次頁にまとめます。

医科		
内科	外科	泌尿器科
呼吸器内科	呼吸器外科	産婦人科
循環器内科	心臓血管外科	産科
消化器内科	心臓外科	婦人科
心臓内科	消化器外科	眼科
血液内科	乳腺外科	耳鼻いんこう科
気管食道内科	小児外科	リハビリテーション科
胃腸内科	気管食道外科	放射線科
腫瘍内科	肛門外科	放射線診断科
糖尿病内科	整形外科	放射線治療科
代謝内科	脳神経外科	病理診断科
内分泌内科	形成外科	臨床検査科
脂質代謝内科	美容外科	救急科
腎臓内科	腫瘍外科	児童精神科
神経内科	移植外科	老年精神科
心療内科	頭頸部外科	小児眼科
感染症内科	胸部外科	小児耳鼻いんこう科
漢方内科	腹部外科	小児皮膚科
老年内科	肝臓外科	気管食道・耳鼻いんこう科
女性内科	膵臓外科	腫瘍放射線科
新生児内科	胆のう外科	男性泌尿器科
性感染症内科	食道外科	神経泌尿器科
内視鏡内科	胃腸外科	小児泌尿器科
人工透析内科	大腸外科	小児科（新生児）
疼痛緩和内科	内視鏡外科	泌尿器科（不妊治療）
ペインクリニック内科	ペインクリニック外科	泌尿器科（人工透析）
アレルギー疾患内科	外科（内視鏡）	産婦人科（生殖医療）
内科（ペインクリニック）	外科（がん）	美容皮膚科
内科（循環器）	精神科	など
内科（薬物療法）	アレルギー科	
内科（感染症）	リウマチ科	
内科（骨髄移植）	小児科	
	皮膚科	

医療機関が標榜できる診療科名として広告可能な範囲

標榜科一つにしても、これだけの規制があります。ですから、ご自身で医療広告ガイドラインを詳細に読み込むことが面倒な方は、専門家に依頼しましょう。

医療広告ガイドラインは医療法に基づいたものですが、他に広告は薬機法や景品表示法の規制を受けます。2018年6月の医療法改正に伴って、医療機関のホームページも広告規制の対象になったのです。

漢方を是非勉強してどんどん使ってください。そして標榜科目に漢方○○科、または○○科（漢方）と記載してください。専門医資格などは不要です。ここのクリニックは漢方を喜んで処方しますよという患者さんへのメッセージです。明日からご自身のクリニックの看板、ホームページなどに加えてください。それだけで集客になります。

新見正則医院の標榜科目は、内科（がん、アレルギー疾患、不妊治療）、リウマチ科、漢方小児科です。よくわか

【例：医科】

「血液・腫瘍内科」、「糖尿病・代謝内科」、「小児腫瘍外科」、「老年心療内科」、「老年・呼吸器内科」、「女性乳腺外科」、「移植・内視鏡外科」、「消化器・移植外科」、「ペインクリニック・整形外科」、「脳・血管外科」、「頭頸部・耳鼻いんこう科」、「肝臓・胆のう・膵臓外科」、「大腸・肛門外科」、「消化器内科（内視鏡）」、「腎臓内科（人工透析）」、「腫瘍内科（疼痛緩和）」、「腎臓外科（臓器移植）」、「美容皮膚科（漢方）」など

【例：歯科】

「小児矯正歯科」など

複数の事項を組み合わせた診療科名の例

らないでしょ。それが新見正則医院の広告の目的です。僕のライフワークである免疫に関係した病気を集めたいのですが、免疫科とは標榜できないのです。内科（免疫）も不可なのです。

患者さんをつなぎ止める最良の方法：携帯番号を教える

患者さんをクリニックにつなぎ止める最良の方法は、自分が特別扱いされている感だと思います。その一つは携帯電話の番号を教えて、「何か心配事があればいつでも連絡していいですよ」と告げることです。ライフタイムバリューで相当な貢献をしてくれる患者さんへの特別な対応とすればよいでしょう。これは相当効果的と思っています。

クリニックの電話を常時誰かが受けるようにして、対応できないときに医師から電話をするという方法もありです。患者さんは安心が欲しいので、そんな対応も喜ばれます。常時電話を受ける対応をしても、実際に電話を受けることは稀です。そしてそれほど時間は要しません。その場ですべてを解決しようと思うと時間が必要です。「心配なら明日来院してください」と告げればよいのです。そして、「明日まで待てなくて、また心配ならいつでもまた電話をくださいね」と言い添えれば、本当に短い時間で電話を終了させても、再度かかってくることは稀です。

患者さんに頼み込もう、スナックにしよう

医療経営がコロナショックで厳しくなり始めたら、患者さんに素直にお願いしましょう。「患者さんが大幅に減って、クリニックの経営が厳しいのです。ですから、クリニックに是非来て下さい。そうしないとクリニックは潰れます！」と懇願すれば、何人かの患者さんは来てくれます。もしも、対面診療が嫌な患者さんでもオンライン診療なら了解してくれるはずです。困った時はヘルプをお願いすることが大切と思っています。お互い様ですから。

SHOWROOM社長 前田裕二さんの言うように街のスナックをイメージすればいいのです。スナックのママが一人で仕切ります。ママが忙しいときは、お客さんが対応します。ママが酔い潰れても、常連のお客さんが代わりをします。店主とお客なのに、そこには微妙な相互依存がありれます。そしてその輪に入ることが仲間になった証なのです。一握りのコアなファンがいれば潰れることはありません。僕はそんなほっこりした雰囲気が好きです。お互いに助け合っている、へ

JCOPY 88002-885

ルプと言わなくても助け合える関係が宝だと思っています。

純粋想起

純粋想起とは、○○と言われるとすぐに頭に浮かぶということです。これは人によって当然異なります。しかし、多くの人が同じものが頭に浮かべばその商材や企業は一人勝ちということです。例えば、うちの16歳の娘の純粋想起は、車はSUBARU、時計はセイコー、コンビニはローソン、コーヒー屋はドトールコーヒー、ハンバーガーはロッテリア、家電は東芝、水はサントリー天然水、ドーナツはミスタードーナツ、アイスはサーティワン、カラオケはビッグエコー、通信手段は電話（LINEじゃないんだ）、醤油はキッコーマン、スーパーはライフ、ラーメン屋は一風堂、携帯電話はａｕ，飛行機会社はＡＮＡ、ドレッシングはキユーピー、ＰＣはＭａｃ、薬局はマツモトキヨシ、ピアノはヤマハ、バイクもヤマハ、家具はニトリ、ケーキ屋はコージーコーナー、好きな自販機はポッカサッポロ、タクシーはｋｍ，遊園地はＵＳＪ，百均はCan★Do、検索はGoogle、通販はAmazon、百貨店は東武、お茶は爽健美茶、ノートはCampus、おにぎり屋はほんのり屋、ゲーセンはセガ、だそうです。

この純粋想起を勝ち取ると、それがブランドになります。全く同じ商品がならんでいても、そのロゴや名前を見ると、自然と、当然に選ばれるようになるのです。

ブランドの価値は、その商品と別の商品があって、ロゴや名前を付けて、いくらまで価格を上げてもそちらを選んでくれるかでわかります。アップルのiPhoneとGoogleのアンドロイドは世界シェアでは8割がアンドロイドですが、時価総額はアップルが勝っています。つまり、相当高くてもアンドロイドではなくiPhoneを選ぶ人が多いのです。

そんな純粋想起で皆さんのクリニックが選ばれれば勝ちです。クリニックは全国から集客する必要はありません。集客する地域で純粋想起を勝ち取ればいいのです。〇〇町の耳鼻咽喉科といえば△△医院といったイメージです。是非、皆さんも純粋想起を勝ち取る努力をしてくださいね。

TTPとTTPS

コロナショックで患者さんが減少し、収益が減ったら、是非、成功しているクリニックを見学に行きましょう。成功している先生に助けてもらいましょう。患者さんに「ヘルプ」をお願いするのも大切ですが、同じ領域で働いている医師に「ヘルプ」を頼みましょう。成功している先生の外来を見に行くと、いろいろな知恵をもらえますよ。ヘルプと言える謙虚さが大切なのです。ヘルプと言われて、それも数回頼まれて、断る先生は少ないですよ。

そしてまず成功している先生の方法を徹底的にパクるのです。それをＴＴＰといいます。そしてその後に自分なりに修正を加えて、進歩し、そして進化しましょう。それをＴＴＰＳといいます。そんな自分なりのＴＴＰＳに成功した医師は、他とは違った魅力がだせるのです。

守破離とは、茶道や武道などの芸道・芸術における弟子が師匠から学び、並び、超える時の修業の過程を示したものです。守とは完全に師匠を真似する努力をするのです。つまりＴＴＰです。つまり徹底的にパクるのです。そして、次に破でその徹底的にパクった殻をちょっと破ります。つまりＴＴＰＳです。徹底的にパクって、そして進化させます。その後に、離となり、師匠から離れて、自分の道を作ります。そんな守破離の道をクリニックでも歩めばいいのです。それが成功の秘訣の一つです。

医療サービスの仕入れ値を下げる：固定費と変動費

ビジネスの基本は商材を安く仕入れて高く売ることです。ここでは安く仕入れる方法をお話します。

必要経費を固定費と変動費に分けます。固定費とは売上の増減にかかわらず発生する費用です。固定費に該当するものは、人件費、家賃、水道光熱費、接待交際費、リース料、広告宣伝費、減価償却費などです。一方、変動費は売上の増減で変動する費用です。一般的には原材料費、仕入れにかかる費用、販売手数料、消耗品費などです。

クリニックの固定費は、看護師や事務員の人件費、そして院長以外に医師を雇用していれば、彼らの給与です。そして、不動産の賃貸料、すなわち家賃は、患者数とは無関係に毎月発生します。クリニックではあまり水道光熱費は変動しないでしょう。そして、クリニックで接待交際費を計上することは稀でしょうからパスしますね。医療機器のリース料は、その使用頻度とは無関係に毎月発生します。ホームページの維持費、駅や電柱の看板などの広告宣伝費も患者数と無関係に発生します。高額な医療機器を購入すると1年で償却できませんので数年間減価償却費として計算されます。

JCOPY 88002-885

クリニックの変動費は、検査費用、注射器やガウン、手袋などの消耗品、院内薬局のときはその薬剤費用などです。

上記のようにザックリ固定費と変動費をあげてみると、クリニック経営では固定費が多いことがわかります。

固定費が多いビジネスは、患者数が少なくても出て行くお金が多いので、赤字幅が大きくなります。患者数が多ければ、極端に言えば固定費を無視できるほど収入が多ければ問題ありません。ところが患者数が少ないと、固定費の負担がずしっとくるのです。患者さんがゼロで収益がないときでも出ていくお金ですから。

支出と収入が同額になる患者数を損益分岐点と言います。損益分岐点以上に患者さんが来てくれれば黒字になり、損益分岐点に患者数が届かないと赤字になります。

損益分岐点の図を見て下さい。横軸が患者数、縦軸が金額です。固定費は患者数がゼロでも必要なお金ですね。変動費は患者数に応じて増加するお金ですので患者数がゼロのときはゼロです。そして注目点はこの変動費の傾きです。傾きが急峻であれば、患者数が増えても、それに従って必要経費がかかるので、収益率があまり良くありません。一方で変動費の傾きが緩やかであれば、患者数の増加の割に増える必要経費が少ないとわかります。

変動費と固定費を足したものが支出です。一方で、破線で記載されている線が収入です。収入は患者さんがゼロのときは、ゼロです。そして患者数が増えるに従って、増加していきます。医療サービスは患者数に従って、単純に足し算で計算されますので、ザックリとした収入と支出の図を作るときには、まず直線で描けばいいと思います。そして収入と支出が交差するところが損益分岐点になります。みなさんのクリニックで是非この図を作って下さい。

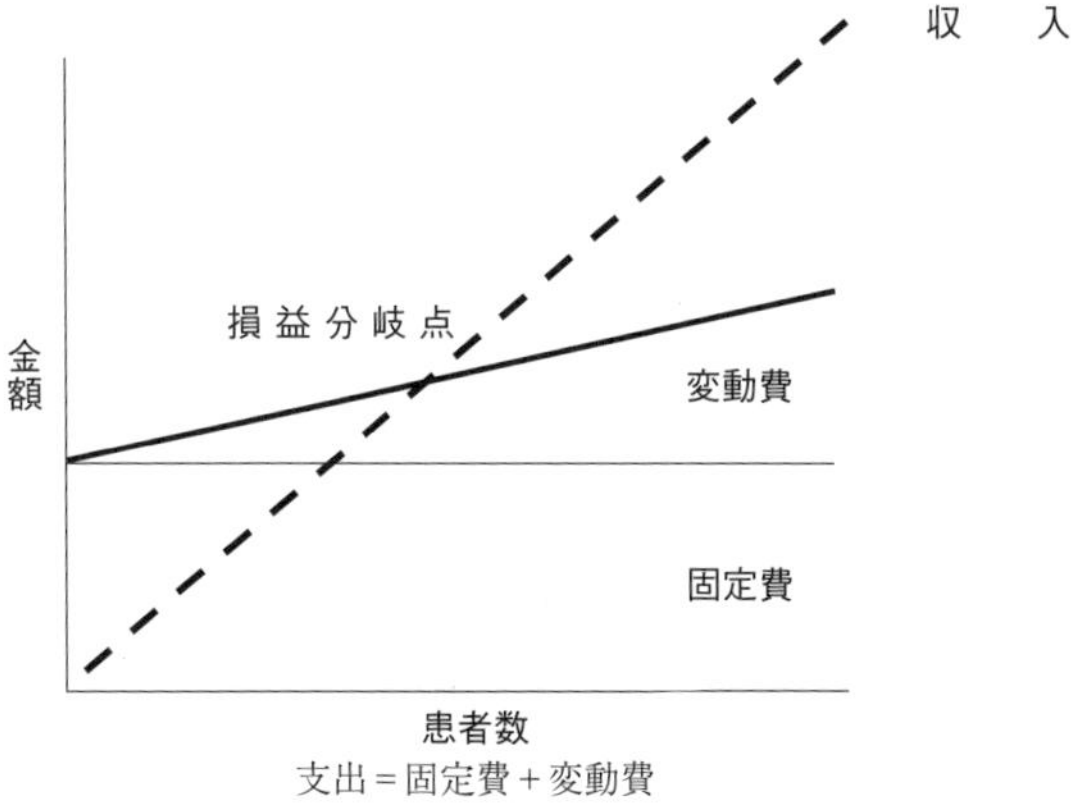

支出＝固定費＋変動費

限界費用ゼロビジネス　(Marginal Cost)

限界費用をネットで調べると、「経済学において、生産量を小さく1単位だけ増加させたときに、総費用がどれだけ増加するかを考えたときの、その増加分を指す」とあります。これを読んで理解できる人は、この本を読む必要ないですよ。

仮にみなさんが小さなおにぎり屋さんを経営しているとしましょう。おにぎりがまったく売れなくても発生する費用が固定費です。家賃、人件費、水道光熱費、広告宣伝費などです。おにぎりが売れれば売れるだけ発生する費用が変動費です。お米代、海苔、そして具材の費用です。そして限界費用とは、おにぎりをもう一つ作るときに必要な費用です。

限界費用ゼロビジネスとは、お米代、海苔代、具材の費用が無料でできるビジネスです。そんなものなさそうですね。ところが多くのネットビジネスは限界費用がゼロに近いのです。わかりやすいのは書籍です。書籍は紙で売るときには、印刷製本代や本を届ける運搬費用などがかかります。一冊売るために発生する費用ですね。電子書籍の場合は印刷しないので、諸々の経費がなくなります。この限界費用ができるだけ安いほど、収益率が高くなるのです。

心療内科クリニックなどは限界費用ゼロビジネスに近いと思っています。そして固定費を極力抑えると、初期投資が極めて少なく、かつ患者が増えるとどんどんと儲かる構造になります。いっそ、診療科を変えて、心療内科医で再スタートするのもよいかもしれません。漢方心療内科とすれば、心療内科の専門医ではなくても、漢方で対処すれば集客が得られる可能性は相当高いと思っています。

テイクレート（Take Rate）

先日、うちの娘が美容院に行ってきました。自分で予約をして、そして長かった髪の毛をバサッと、20センチぐらい切ってきました。ちょっとビックリしましたが、美容師さんがとっても上手で、本当に短い髪ですが、似合っていました。この予約を彼女は直接電話で予約したそうです。

美容院の予約にはホットペッパービューティーというサイトがあります。そして、ここを通して予約をするとなんと40%近くの手数料をサイトに支払うことになっているそうです。でも、ホットペッパービューティーは髪を切って欲しい顧客と、そして顧客が欲しいお店とをつなぐプラットフォームとして好評を博し、そして利用されています。マッチングビジネスでは、利用者が多いほど、そして登録店舗数が多いほど、ビジネスとしては大きくなる相互ネットワーク効果を利用したビジネスモデルです（相互ネットワーク効果については56ページ参照）。

なぜ40％もの手数料を払ってまで顧客がほしいのでしょう。これは「寺銭」にも似ています。寺銭とはバクチなどの場所の借り賃として、やりとりした金額から支払うお金です。こんなある意味ピンハネされるお金をテイクレート（Take Rate）といいます。

40％ものテイクレートを支払っても顧客が欲しい理由は、美容院で予約が空いているときに、予約が一つ入ったときに必要な支出は変動費分しかないということです。予約が入らなくても出ていくお金は固定費です。固定費は顧客がまったく来なくても出て行きます。美容院では美容師の給料や賃料が主でしょう。この一人増えるときに必要なお金は限界費用でした。つまり限界費用より多く収入が入れば、それが利益になります。美容院は限界費用が低いので40％ものテイクレートを支払っても成り立つのです。つまり顧客からもらうお金の6割が限界費用以上であれば、それは儲けになるのです。誰も来ないよりはましということです。そしてこのテイクレートは初回のみです。つまりお客さんに来てもらって、とてもいい美容院だと認識されれば常連客になります。ライフタイムバリューを得るために、初回の顧客からはいっそ利益が出なくてもＯＫ

という考え方ですね。

同様のスタイルにサプリメントのＣＭなどで、「今なら70％割引」といったものがあります。これも最初に顧客を得るための費用と考えて、利幅が薄くてもいい、いっそ少々赤字でもライフタイムバリューを考えれば、それでいいといえます。

クリニックでもライフタイムバリューを考えて患者さんを集めましょう。現在は医療サービスと患者をマッチングさせるビジネスは公にはありません。紹介した患者さんから得られる診療報酬の一部を紹介料としてどこかに支払うことは厚生労働省が許していません。でもこれも自費診療や患者の支払い方法を工夫すればビジネスとして成り立つ可能性はあります。

美容院とクリニックも収益構造は同じです。対面で顧客にカットのサービスを提供するか、医療サービスを提供するかの違いだけです。患者さんが減って空いている時間があれば、そこを限界費用以上で埋めれば、それが利益になります。限界費用以下でも患者さんがリピーターになれば、ライフタイムバリューという観点からはよい作戦です。

また、空いている時間にはいっそ遠隔診療を始めるとか、無料の講演会をズームで行うなども、将来の収益を上げるためのとてもよい作戦の一つと思います。もしもＣＴスキャンをお持ちのクリニックでＣＴスキャンが空いていれば、ＣＴスキャンの限界費用をちょっと超える程度の金額で、自費診療で検診でも行えば絶好の集客のための広告（口コミ）になると思いますよ。ここではCTスキャンによる利益を期待しないで、集客に使うのです。

懐かしい下肢静脈瘤外来

オックスフォード大学から帰国し、動脈外科の手術は諸事情でできなくなったために、致し方なく始めた静脈外科で僕がちょっと有名になったのは約20年前です。当時は下肢静脈瘤のレーザー治療はなく、今のような日帰り手術は基本的にできませんでした。比較的大きな手術で、診療報酬の点数が高く、そして数日の入院費も加わり、病院の収益改善に貢献する診療行為でした。日本で最初の下肢静脈瘤のホームページや大手出版社からの日本で最初の下肢静脈瘤の書籍を出版し、日本中から患者さんが集まりました。

現在は下肢静脈瘤のレーザー治療が普及し日帰り手術が可能となり、下肢静脈瘤の専門のクリニックも多数あります。このビジネス構造はライフタイムバリューとは無縁です。外科治療は基本的にその時が勝負で、生涯にわたって患者さんから収益を得るという発想はありません。

JCOPY 88002-885

つまり、下肢静脈瘤を永続的なビジネスにするには常に新しい顧客を集める続ける必要があるのです。

ところでクリニックは赤字？　黒字？

さて、このコロナショックを乗り切るために、まずは現状が赤字か黒字かを見直しましょう。医療機関の収入は保険収入と保険外収入になります。保険外収入は実は結構あります。つまり予防接種とか診断書、検診などは自費診療です。病院では食費や差額ベッドは保険外収入になります。

保険医療機関で赤字黒字の判定が容易でない一つの理由は、健康保険の償還が2ヵ月後である点です。ザックリ把握するには、2ヵ月後に支払基金から振り込まれるお金（売掛金）がすでに手元にあるものとして計算すればいいでしょう。

赤字であれば、そのマイナス分が続いたとき、何年間までなら貯蓄で維持できるかを計算しましょう。コロナショックがどれだけ続くかわからない現状では、本当に不安になります。

それほど持たないと計算されれば、支出を抑える努力をすることです。家賃の減額交渉もやってみるべきです。従業員の給料を減額することも必要でしょう。従業員に痛みを伴う努力をお願いする以上は、院長はそれ以上の痛みを伴う努力が要求されます。従業員の解雇は労働基準監督署などに相談されると面倒です。社労士としっかりと相談したほうがいいでしょう。そもそも、看護師など医療者を雇うこと自体が難しい中、職場で何でも相談できる環境ができていないと、従業員はいつでも辞めてしまう可能性が高いのです。普段からこれができていると、従業員は、その職場を辞めることなく、一緒に乗り切ろうとしてくれます。社労士や産業コンサルタントと相談して、よい労働環境を作っておくことが必要です。

家賃の減額はなかなか言い出せないことかもしれませんが、交渉すべき大切な固定費と思います。家主にしても、今出て行かれれば、次のテナントを探すことは容易ではありません。お互いがWin-Winとなる交渉になることが理想です。

水道光熱費もこまめに節約すれば多少の固定費の削減には有効でしょう。医療機器などのリース料は一度見直すことも大切です。使用頻度が少ないリース機器は返却することも考えましょう。

広告宣伝費は微妙です。コロナショックで患者さんが減っているので、今こそ広告宣伝費を使おうという作戦もありですが、日頃、どの程度いろいろな広告宣伝が患者の集客に役に立っているかを調べるべきと思っています。初診の患者さんに、なぜこのクリニックを選んだかを上手に聞き出すことは大切です。そして役に立っていない広告に多大なお金を使うのは控えましょう。ホームページの維持費や、ＳＥＯ対策の費用も、費用対効果をしっかりと検討しましょう。

SEOって何？

ＳＥＯとは、Search Engine Optimization の略です。Search Engine とは検索サイトのことです。現状では Google の一人勝ちです。つまり、みなさんのクリニックが Google 検索で上位に表示させる作戦のことをいいます。ホームページを見てクリニックを訪れる患者さんが少なくないとわかれば、ＳＥＯ対策にお金を掛けましょう。ＩＴ業界は値段があってないようなものですから、アイミツを必ずとってください。アイミツとは相見積もりのことです。複数の業者の見積もりを比較することをいいます。僕の知り合いのＳＥ（システムエンジニア）さんは、会社から「医師に値段を提示するときはまず10倍から始めろ！」と言われていたそうです。そんな世界なのですね。

ROI（Return on Investment）

ROIはReturn on Investmentの略で、投資した費用から、どれくらいの利益が得られるかを表す指標です。「投資資本利益率」「投資利益率」とも呼ばれます。日常用語では「コスパ」、つまりコストパフォーマンスと言い換えればわかりやすいと思います。

例えば、コロナショックで患者さんが減ったので新しい戦略として、CTスキャンの導入を考えているとしましょう。CTスキャンの購入費用またはリース料、設置費用を計算して、そして1回の検査あたりの収入、通常は保険点数を計算します。そして、メンテナンスの費用、器械を稼働させるための人件費、造影剤の費用などを計算して、何回検査を行えば、どのくらいの利益になるかを算出します。そして毎日の検査数を予想して、当てはめればザックリとコスパが良いか悪いかがわかるのです。

器械メーカーは「1年間に○○件、つまり毎日△△件をやれば十分に元が取れますよ」と言った販促フレーズを連呼するでしょうが、その根拠をしっかりと聞いて、そして自分でも計算してCTスキャンのROIをしっかりと予測して下さい。当然、予想される検査数には幅があるはずです。最低の場合と、最高の場合をしっかりと知っておくことも必要です。

ホームページをリニューアルするときも、しっかりとROIを計算しましょう。今のホームページが初診の患者さんを集める集客が目的なのか、または一度すでにクリニックを訪れた患者さんのためのホームページなのかを見極めることは実は大切なポイントです。事務職や看護師にどんなホームページが希望かと尋ねると、多くは自分達の仕事が楽になるような再診の患者さんのためのホームページとなることがほとんどです。

ホームページは、クリニックをまったく知らない、訪れたことがない人への集客のためのメッセージです。最初のトップページに魅力がないと閲覧者はすぐに他のホームページに移動します。他のクリニックとはどこが違って、なにが魅力なのかを初めての人に瞬間的に伝えることが必要です。そしてちょっとでも興味を持ってもらってから、詳細がわかりやすく書かれているホームページにするのです。そして、その場で予約ができることが好ましいと思います。予約方法が診療時間内に電話を下さいとか、予約は不要でも診療時間内にお越し下さいとなっていると、そのあとに他のクリニックのホームページを閲覧し、そちらで予約をしてしまう可能性があります。せっかくホームページに辿りついた患者さんです。取りこぼしがないようにしたいものです。

百万分の一の人材に

「百万分の一の人材に」はリクルートのエリートコースを辞めて、公立学校の校長になった藤原和博さんが語っているフレーズです。僕は相当気に入っているので思い返しては YouTube で視聴しています。

彼は言います。オリンピック選手でも、他の世界の超一流の人でも、それはだいたい百万分の一の人材であると。そうなれるのはほんの、ほんの一握りの成功したエリートだけです。でも彼は語ります。誰でも百万分の一の人材になれると。その方法は百分の一を3回掛け合わせると百万分の一になるのです。つまり百分の一のちょっとした才能を3つ持とうということです。僕はこの思考方法が大好きです。

百分の一になるには一万時間勉強すればいいとも語ります。それは学校の授業時間が合計で一万時間だそうです。社会人になるまでに一つ、そしてその後、約10年をかけてもう一つ、そしてまた10年をかけてもう一つの才能を加えれば、3つ合わせて百万分の一になるのです。
護送船団方式で医師になれば高級を自動的に手にできる時代は終わりつつあります。医師免許を持っている人数は約30万人です。日本の人口を1億2千万人とすると、それだけで4百分の一になります。漢方を学べば百分の一になるでしょう。漢方の勉強に僕は10年以上かかりましたが、僕の書いた本やYouTubeやホームページを見て勉強すれば1年そこそこで，漢方の達人に近づきます。百分の一になるでしょう。そして、もう一つ何か特別なものを足して下さい。それで超特別な人、超特別な医師になれますよ。

時給を計算しよう

これも藤原和博さんが語っています。皆さんは自分の年収はだいたい知っていますね。では、1年間の労働時間を知っていますか？

日本では最低賃金は地域により異なりますが約8百円から約千円です。ザックリと千円にしましょう。一方で外資系大手コンサルティング会社などの社員は1時間で約8万円、ザックリと10万円の報酬を得ています。つまり時間あたりの給与は百倍の差があります。

この差は希少価値で生じます。だからこそ百万分の一の人材になれと彼は語っています。僕もそうだと思います。週に5日、毎日8時間働くと週に40時間の労働時間となり、年間では50倍の2千時間になります。医師は週に5日、毎日8時間だけ働くという人は稀だと思います。忙しい人はその倍、つまり年間4千時間働いています。

すると皆さんに2千万円の年収があっても、年間に2千時間の極めて労働基準法に沿った働き方で時給は1万円です。そして4千時間働いて入れば、実は時給は5千円にしかなりません。ちょっと残念に思う人が多いと思います。身を削って働かないと、高級取りにはなれないのが、現在の一般的な医師の現状と思います。

医師の求人サイトに登録してみよう

LinkedIn は世界最大級のビジネス特化型のSNSです。世界で5億人を超える登録メンバー

JCOPY 88002-885

がいます。日本では2百万人以上が登録しています。この中に人材採用支援のビジネスがあり、ここに登録すると自分に求人が来て、おおよその年収が把握できます。医療分野でも、いろいろな求人サイトが登場しています。そのどれかに登録してみましょう。そしてちょっと転職に興味がある態度を見せると、いろいろな求人が来ます。そしてその年収を聞いてみましょう。自分の価値を知るうえでも是非、どこかに登録してください。

コーヒー屋もいろいろ、クリニックもいろいろ

飯田橋の富士見町教会のそばにはいろいろなコーヒーショップがあります。スターバックス、ドトールコーヒー、そして地域の小さなコーヒー屋さんです。業態をみているとそれぞれの個性がわかります。スターバックスは皆さんご存知の高級志向の店舗です。大きなビルの1階に大きなスペースを占有して、来店者はサードプレイスを楽しんでいます。もちろん禁煙です。スターバックスのコンセプトはいつでもくつろげるサードプレイスを提供することだと聞いています。何時間いても嫌な顔はされません。たくさんの従業員が接客しています。従業員のお給料、そし

JCOPY 88002-885

て広大なスペースの賃借料は相当なものになるでしょう。固定費が相当お高いということです。

その反対側にはドトールコーヒーがあります。こちらは狭いスペースですが、値段は安く、ちょっとの時間くつろぐには問題ありません。従業員は一人、または二人で、スペースも狭いので、固定費はスターバックスに比べると相当安いと思います。

また、脇には小さな地元のコーヒーショップがあります。こちらも狭く、そしてセルフサービスです。コーヒーマシーンを利用して自分で注ぎ、百円または2百円を箱に自分で入れるのです。でもコーヒー豆は充実しています。40種類ぐらいはあるでしょうか。その中の数種類をセルフで、日替わりで飲むことができます。基本はコーヒー豆の販売で利益を得ているように思えます。スターバックスやドトールにはコーヒー豆の選択肢はない、または少なく、その点、こちらのコーヒーショップの勝ちです。

別のコーヒーショップはテイクアウトのみです。本当に小さい店舗で、従業員が一人で、テキパキとコーヒーを提供しています。

コーヒーショップのマネタイズもいろいろです。クリニックといっても、いろいろなビジネスモデルがあります。皆さんのクリニックはどんなビジネスモデルなのかを、そんな視点からも見直して下さい。

いっそクリニックをたたもう

　コロナショックで時代が変わります。医師免許を取得して開業すれば、そしてほかと同じ診療を行っていれば、高額の収入が得られた時代は終わりつつあると思っています。厚生労働省も財務省も社会保障費や医療費を極端に増額することはないでしょう。きつきつの範囲でのせめぎ合いが今後も続くと思っています。

　コロナショックで受診抑制がかかり、医療費は実は減少しているそうです。コロナショックが今後も継続することを考えると、従来の体制で同じような収入を得ることは難しいと腹を括ることが大切です。

　そうであれば、いっそ新しい場所にクリニックを移転するのも一つの方法なのです。移転すると決めれば、すぐに移転するのもＯＫですが、しばらく世の中の状況を見極めてから、新しい業態で新しい地で開業することも選択肢になります。

　以前はそんなことは御法度でした。せっかく贔屓の顧客を獲得したのに、まったく新しい地でゼロから始めるのは極めてリスクが高かったからです。しかし、コロナショックで状況が激変すれば、従来に執着することなく、新しい方法を選択する千載一遇のチャンスとも考えられます。

一つの業態に執着する必要はありません。開業医には定年はありません。松田邦夫先生は90歳になった今でも開業医として精力的に働いています。そうであれば、新しい挑戦に躊躇せず、業態の変更も視野に入れて下さい。医師であれば何歳になっても仕事はできます。恐れず業態転換するのも大切な選択肢です。

たくさんの医療サービスを提供する：請求漏れがないかの確認を

コロナショックで患者さんが減少し、売上高が減ると、一人あたりの単価を上げれば、赤字幅を縮小できます。まず、請求漏れがないかを確認しましょう。99%の医療機関および調剤薬局は、レセプト申請を電子で行っています。いわゆる電カルです。今の電カルは精度がよく、できるだけ支払基金の査定で問題にならないように作り込まれています。薬を使うのに、それに適した疾患名が入ってないと、先に進めないようになっているもの、アラームで問題点を指摘してくれるのもなどが主流です。

昔はいかに査定を防ぐかというのが課題でしたが、今では、いかに記入漏れを防ぐかが課題です。処置をしているにもかかわらず、処置したこと、入力することを忘れてしまえば、電カルはそのまま進んでしまうのです。つまり記入漏れに気を配れば、請求漏れをほぼ防げます。診療行為や医療サービスはしっかり記入して下さい。お金の取り損ねは本当にもったいないです。

今まで行っていない検査を追加する

薬が院外処方であれば、薬の差益で儲けるチャンスはゼロです。ですから、みなさまのクリニックで非常によくでる薬剤があれば、それを院内処方にして、そして薬価差益を収益に回す方法も考えましょう。

薬価差益に関しては、厚生労働省は基本、薬価差益をクリニックが得ることを良しとはしていません。しかし現実として、薬価改定時には平均8％ぐらい薬価が下がっていることを見ると、実際には、薬価よりも安い価格で医療機関および調剤薬局に薬が納められていることになります。国は、医療機関や調剤薬局に納められている実際価格を調べて、薬価改定時下げ幅を決めています。

JCOPY 88002-885

薬価差益で儲けることの良し悪しはあるでしょう。また、製薬会社は、薬卸に対して、できるだけ高く販売していこうとするでしょう。でも、卸は、基本他の卸と同じものを販売しているわけですから、卸間の競争に勝つために、将来薬価が下がる原因になるとわかっていても、安く販売せざるを得ないのです。また、製薬会社も、ジェネリックの販売においては、唯一のものを販売しているわけではありませんから価格競争になるのです。同じ薬効のジェネリックが同時に数社から、多い時には30社以上から同時に発売されるわけです。ビジネス上、価格競争が起こらないわけがないのです。国はそんな作戦で実は巧妙に薬価を下げていくのです。

検査を追加すれば、収入は上がります。そこで気を配って頂きたいのは、収益率です。クリニックの経営者は収入には気を遣いますが、収益率に気を配っているひとが少ないと思います。収益率が高いサービスを提供しないと利益は改善しません。収益率が低い検査や、ましては収益率がマイナスとなる医療サービスを加えると、やればやるほど赤字です。

儲かるのは、薬屋さんや検査屋さん、医療機器屋さんとなります。病院でわかりやすい例は、心臓外科や整形外科の貢献度です。心臓外科の大きな手術や、整形外科の人工物の置換術などは高額の収入をもたらしますが、人件費や機器代、そして人工物のお金などを勘案すると、利益率はあまり高くありません。逆ザヤ（収入よりも支出が多い状態）になることもあります。各診療科や各グループの収入を計算した表はよく見ます。ところが支出まで計算しているものはなかなかお目にかかりません。それは計算が面倒だからなのです。毎月の収入は保険点数を加算すれば簡単に計算できます。一方で支出は固定費と変動費です。病院全体としてかかっている固定費をどう按分して計上するのかは大問題です。

コロナショックで収益が悪化したときに、収益改善を目的に突然に新しい検査を追加しても、患者さんの理解を得ることが難しいのです。無理に余分な検査を行うと、患者離れにつながり、そうなるとライフタイムバリューは一気に低下します。

残念ながら、コロナの時期に今まで行っていない新しい検査を加えて収益改善を図るのは良策ではないでしょう。

補助金をしっかりもらおう

補助金や助成金は、様々な領域で交付されています。従業員の採用や環境問題でのエコに対するもの、毎年行われているものから、その年だけ行われているものなど様々です。また、市町村区で行われるもの、都道府県で行われるもの、国が行うものと様々です。同じ国でも、省庁ごとに行われています。なかには、募集期間が発表されてから1週間で締め切られてしまうものまであります。

これらをすべて把握するのはとても大変です。また、人によっては、応募用紙に記入する方法がわからないという人もいると思います。しかし、それによってお金を得られるなら、助成金や補助金をネットで調べる手間、記入する手間を惜しまないでください。

いまなら、コロナ対策をしている医療機関への補助金があります。また、医療機関で働く人には慰労金もでます。

優秀な税理士を探そう

苦しい時には税金を払いすぎていないかを考えましょう。税金を払うことは国民の義務です。ですから脱税はダメです。しかし、税金の払いすぎは損です。しっかりと節税しましょう。そのためには、お金の専門家に相談しましょう。僕は税理士さんに恵まれました。会社を設立したときに板橋税務署からご紹介のあった先生に今でもお世話になっています。会社の経理も、個人事業主としての自分の経理もお願いしています。

その税理士さんはとても実直です。ずる賢いことができないとも言えます。とても堅いのです。でも脱税ギリギリの節税は当方もドキドキします。ですから、当たり前の節税をしっかりと行ってくれる彼が僕はとっても気に入っています。

コロナショックで僕の会社が収益減になったときも、適切に対応してくれました。持続化給付金の申請や家賃補助の申請、また日本政策金融公庫への融資の書類の作成、銀行への借入金の書類も作成してくれました。本当に心強いお金のパートナーです。

皆さんも是非、ちょっと堅い税理士さんをみつけてください。

コンサルタントは要注意

医療コンサルタントという職業はピンキリなのではないかと思います。ある公益財団法人の理事長をすこしばかりやっていた頃、だれをコンサルタントにしようかと、いろいろな人に当たりました。その時、一番優秀だと思った人は、財務諸表や財団の契約書などをざっと見て、1年間に節約可能なおおよその金額と、また今すぐに節約できる項目を即座に返答しました。そしてその通りでした。経営が苦境になると、いろいろな医療コンサルタントと称する人が自然と群がるようになります。そこがビジネスチャンスだからです。だからこそ、間違いないと皆様が思える人と一緒に再建の道を歩んでください。

ゴールデンサークル

ゴールデンサークルはTEDでサイモン・シネックが語った理論です。TEDはTechnology・Entertainment・Designをテーマにした約15分のプレゼンテーションです。ゴールデンサークルは、Why・How・Whatの3つの円で構成されている物事の本質を説明するためのフレームです。ネットの検索エンジンに「ゴールデンサークル」といれるとすぐにその動画がみつかりますので、是非見てください。そこで彼は語ります。

人は、何を（What）ではなく、なぜ（Why）に心を動かされるということです。サイモン・

シネックは3つの例を挙げます。Apple、キング牧師、そしてライト兄弟です。円を書きます。それは3重の円で、内側からWhy, How, Whatとなります。普通の人は何かがあるから、あることを始めようと思います。しかし、心を動かされる動機は、なぜという大義から始まると言います。彼はコンピューターメーカーのAppleを例にあげます。

普通のメーカーは次のように販売促進活動をします。

- われわれは素晴らしいコンピュータを作りました（What）
- そして、美しいデザインで簡単に使え、親しみやすい製品です（How）
- ひとついかがですか？（Why）

これではひとは買わない、と言うのです。

一方でAppleは次のように販売促進活動をします。

- われわれのすることはすべて、世界を変えるという信念で行っています。異なる考え方に価値があると信じています（Why）
- 私たちが世界を変える手段は、美しくデザインされた、簡単に使え、親しみやすい製品です

（How）

・こうして素晴らしいコンピュータができあがりました。ひとついかがですか？（What）これならひとは買うと言うのです。ライト兄弟が初飛行に成功したのも、キング牧師が公民権運動で成功したのも、すべてWhyから始まっていると強調します。

ここで日本の医療制度に目を向けると、国民皆保険というWhatから、僕の思考は常に始まっていました。そしてそれを使いこなして（How）、その結果として医療で社会貢献をしようと思っていました。

ところが、このゴールデンサークルを見て気がつきました。まず、Whyを決めようと。もちろん各自が決めればいいですが、僕のWhyは、ひとそれぞれが精一杯生き抜く応援をすることだと気づきました。いろいろな価値観の人生があっていいのです。自分なりの価値観をもって、人生を生き抜けられれば、その人の人生は大成功です。長寿が勝者ではありません。短命が敗者ではありません。自分の人生を生き抜いた人が勝者と思っています。人生をどう生きるか、それが僕のHowです。そしてそのために使えるものの一つが医療資源（What）です。僕たちはその医療資源を使って、ひとそれぞれを勝者に導けばいいのです。

そうであれば、Whatは保険診療に限らず自費診療でもよし、また日常生活の管理（養生）なども、What になります。

どうも、最近の現代医療の不調は What から始まっているように感じます。良い降圧薬（What）ができたから、それを使って血圧をできるかぎり下げると（How）、その結果、長寿で幸せ（Why）になるからといった理屈です。

僕にはサイモン・シネックから「大義をまず決める」というメッセージを受け取りました。僕の医療者としての大義は、どんな医療を提供しても人は必ず死にます。人生の長短ではなく、それぞれの人が、自分の価値観で精一杯に生き抜いて、そして死を迎えられるよう応援したいのです。

自由診療を加えて生き抜く

今後の保険医療は

日本の医療の99％は保険診療と言われています。２０２０年時点で43兆円ぐらいの保険診療が行われています。ある大手調剤チェーンの役員の方が、日本の保険医療下で働く人たちは、給料の保証されていない公務員だといいました。国が決める制度の下で、忠実に医療を行っているからだそうです。また、社会主義のもとで働いているとも言いました。医療経営者の中には、このように思っている方も多いと思います。今儲かっていても、国が診療報酬を下げれば、あるいは仕組みを変更すれば、一夜にして、儲からなくなるビジネスなのです。

歯科クリニックは全国に6万8千軒ぐらいあり、コンビニエンスストアよりも1万軒ぐらい多いのです。医科のクリニックは、10万軒以上あります。歯科は、自由診療と保険診療の混合診療が認められているが故に、長年保険診療報酬が上がりませんでした。自由診療で儲けられるのだからという理由で、保険点数がほとんど上がりませんでした。その結果、東京都で働く歯科医の年収は約4百万円まで下がりました（東京以外は、7百万円ぐらいある）。

コロナ対策で百兆円以上の国家予算が使われ、今後経済がどの程度持ち直すかにもよりますが、税収も相当落ち込むことになります。そうなると、ただでさえ医療費の高騰を抑えなければなりません。今後、国は、自由診療で行われる診療の割合を増やし、保険診療点数を下げていくことが予想されます。コロナでなくとも、ただでさえ超高齢社会による医療費高騰が問題視されていたのですから。

国民全員が、同じレベルの医療を受けられる時代はいずれ終わります。クリニック経営も、自由診療を取り込み、時代の変化に対応していく必要があると思います。

マネタイズ

マネタイズという言葉は、Ｗｅｂビジネスに対して用いられる場合とビジネス全般で用いられる場合で、ちょっと意味合いが異なります。Ｗｅｂビジネスで用いられる場合は、「無料サービスから収益化すること」になります。一方、ビジネス全般で用いられる場合は「事業を収益化すること」になります。

Ｗｅｂの世界では基本的にサービスそのものを無料にしている点が特徴です。Facebookや Google 検索、YouTube、Twitter、Instagram、LINE などを思い描いて下さい。どれも皆さん無料で使っているはずです。

Ｗｅｂのマネタイズ　①広告モデル

Ｗｅｂビジネスでの第一のマネタイズ方法は、広告モデルです。ホームページやブログ、動画のチャンネルなどには広告枠を設置し、広告主から掲載費として費用をもらう仕組みです。民放テレビと同じです。視聴者がＣＭを視聴とともに無料で番組が見られるようスポンサー企業がテレビ局にお金を払っています。

テレビは誰が見ているかはわかりません。視聴時間や視聴番組から類することはできますが、それが限界です。一方、Ｗｅｂ広告では通常、見ている人をある程度特定できています。本名でログインしようが、偽名でログインしようが、今までの履歴から閲覧者の情報をテレビよりは遙かに正確に把握して広告を出せるのです。ログインせずにホームページを見たとしても、どんな記事や情報をクリックしたかで、登場する広告は変わってきます。つまり、閲覧者ごとに広告を変えて表示させられます。ここがテレビよりＷｅｂの優れている点といえます。

Facebookでは、ある地域だけに限定してクリニックの広告を出すことも可能です。全国展開しているチェーン店は別ですが、個人のクリニックが全国配信の民放テレビに広告を出す必要はないでしょう。顧客となる可能性がゼロの地域にまで広げて広告を出しても、ROIはゼロだからですね。

また、広告を表示した時に課金せず、その広告をクリックした時に課金する方法もあります。また、最終的にその広告から商品が売れた時に課金する方法もあります。これはアフィリエイト広告と呼ばれるもので、成果報酬型の広告です。クリニックであれば、広告を出して、その広告をクリックして、患者が実際に来院したら○○円を支払うといったマネタイズ方法です。しかし、医療の広告規制は厳しいので、この方式は難しいと思います。

Webのマネタイズ　②課金モデル（Sunk Cost）

課金モデルはオンラインゲームにおけるマネタイズの代表格です。最初に始めるゲームは無料ですが、追加のシナリオや、別のアイテムを入手するにはお金が必要ですよという設定です。本格的にゲームをやりたい時には無料でないのです。

では、無料の段階でやめればいいではないかという簡単な話になります。ところが支払ったお金は無料ですが、膨大な時間を費やしてここまで辿り着いたのです。この膨大な時間、今やめると今までの苦労が無駄になることをSunk Costと呼び、なかなかやめられないのです。

クリニックでもそうですね。長くお世話になった先生との関係はSunk Costなのです。セカンドオピニオンが世の中に普及し、誰もが知っている言葉になりました。僕は1998年にオックスフォードから帰国し、その直後からセカンドオピニオン外来を始めました。ほとんど誰も行っていなかった時代に大学病院で保険適用のセカンドオピニオンを始めたところ日本中から患者さんが集まりました。

あれから20年経ち、セカンドオピニオンがありふれた言葉になり、患者さんの当然の権利になり、医師もそれを頭から拒むことができなくなりました。でも、セカンドオピニオンに躊躇する患者さんは今も少なくないのです。それはいままでお世話になった先生との関係を壊したくないという理由がもっとも多いと思います。つまりそれもSunk Costです。

他のクリニックに患者さんを取られないようにするには、日頃から患者さんとの信頼関係を確かなものにすることです。そうしていれば隣に新しい同じ診療科のクリニックができても患者さんは移動しないのです。そこにSunk Costがなければ、患者さんは簡単に離れます。

「なんだか気に入らない先生だったけど、ここしかなかったから通っていたの。隣に同じ診療科のクリニックができたから、そちらに移動しましょ！」と患者さんは簡単に離れます。つまりこの場合にはSunk Costがゼロということになります。

Webのマネタイズ ③ECモデル

これは電子商取引（エレクトリックコマース、通称ＥＣ）によって生じる手数料でマネタイズする仕組みです。Amazonや楽天、ヤフオクなどでは、個人が出品したり、業務用のブースを出すときに発生する出品料で収益化しています。

Amazonは、最初から世界制覇を狙っていたと創業者のジェフ・ベゾスは語っています。しかし最初は大きな市場を狙わずニッチなマーケットをターゲットに事業をスタートしました。それは本です。ベストセラーは本屋に行けば購入できます。ところが、ネット通販が確立する前は、いくら良い本でも読者が少ない専門書などは、入手が困難でした。そんな本が読みたければ遥々遠くの図書館まで行くしか方法がなかったそうです。彼が住むシアトルには図書館もなく、ロサンゼルスまで本を読みに行ったと語っています。Amazon は本というニッチな領域からネット通販を始め、そして幅広い商品に拡げ、現在ではほぼ世界中で事業を展開しています。このほかに Amazon はマーケットプレイスとして、ネット上（つまり Amazon）で商材を売る場所を提供しています。出店料としてECで手数料を取る仕組みです。

Webのマネタイズ　④サブスクリプションモデル

サブスクリプションモデルは定期購買のことです。あるコンテンツを利用することに対して課金するシステムです。最初はお試しで無料から始まることが多いと思います。僕が使っているEvernote、Dropbox、Zoom なども最初は無料です。しかし、もっと便利にたくさん使いたいと思えば有料になります。YouTube も視聴が気に入り、広告が邪魔になると、サブスクリプションすれば広告はあまり登場しなくなります。

クリニックでもサブスクリプションモデルができないかと僕は思っています。残念ながら保険診療ではできません。そんな医療システムが保険適用として認められていないからです。しかし、自費診療であれば、健康のサブスクリプションモデルは面白いし、希望は多いのではないかと思っています。つまりある一定額を払えば、いつでも電話で相談できて、かつオンライン診療が解禁された現在は、24時間の診療が世界中から可能といったビジネスモデルも成り立つかもしれません。

Webのマネタイズ　⑤仲介モデル

仲介モデルはマッチングビジネスのことです。結婚したい男性と女性をサイトで仲介して、そして仲介料を頂くというシステムです。

僕的にはこのマッチングビジネスが一番魅力的です。コロナショックで一躍有名になったもののひとつはUber Eatsです。Uber Eatsは料理を作るお店と、料理を運びたい人をマッチングさせています。

Uber Eatsは、そもそもはUberから生じた派生ビジネスです。Uberは車で移動したい人と、自家用車は持っているが時間が空いているので、空いている時間自分の車を利用してお金を稼ぎたい人をマッチングさせるビジネスです。日本ではタクシー免許を持たずに営業目的で人を運ぶことは認められていませんが、アメリカでは当たり前の移動手段になりました。Uber はタクシー会社ではないのです。Uber は自社の車を保有していません。車に乗りたい人と、車を運転して人を運びたい人をマッチングしているだけです。

スマートフォンが進歩したのはこの10年です。スマートフォンの地図機能と連動するソフトを開発すると、運転手は一切顧客と話さなくても、ピンポイントで定められた出発地点から、到着地点まで送迎することができます。このサービスはまずアメリカの移民の人々の生活手段になったそうです。英語が不自由でもビジネスに参加できるからです。Uber が素晴らしいのは運転手も顧客も採点されることです。そして運転手に高得点が付くと、Uber が黒いリムジンの購入を勧めてくれます。Uber のお墨付きでローンが組めるのです。黒いリムジンで商売すれば当然収入が多くなります。そんなマッチングビジネスの本質が Uber です。

そして、日本でも Uber Eats が登場して、引きこもりで話し下手であった人が初めて自分でお金を稼ぐことができたという記事を目にしました。アメリカの移民の人と同じ理屈ですね。

Airbnb（エアービーアンドビー）は世界の約2百ヵ国で約6百万件の宿を提供している会社

です。宿は提供していますが、Airbnbは宿を保有していません。これもマッチングビジネスです。宿に泊まりたい人と、空いている宿泊スペースを貸したい人をマッチングさせているのです。日本では民泊ともよばれますが、こちらは白タクとは異なり、1年間に○○日以内という形で認められるようになりました。

マッチングビジネスは医療界にも登場しそうです。中国ではすでに稼働しています。中国の平安保険が顧客と医師をスマートフォン上でマッチングさせています。これも素晴らしいビジネスになっています。日本でも近い将来、患者と医師のマッチングビジネスがもっと便利で、有効で、診療に役立ち、患者さんの健康管理の向上になれば普及すると確信しています。

クリニックのマネタイズ

クリニックのマネタイズはWebでのマネタイズとは構造が異なります。クリニックという場を使ってどうやって収益を上げるかということです。ぼくは医師になって20年近く、医療のマネタイズは保険診療だと当然に思っていました。それが僕の呪縛だったのです。

JCOPY 88002-885

「保険診療だけが医療」という呪縛を解く

コロナショックが続く中、保険診療のみで収益を上げることは相当難しいとわかりました。収益の減少を最大限抑えて、そして生き残る方法がもっとも適切な方法に思えます。当然に院長である経営者の収入は激減するでしょう。それに何年耐えられるかをザックリと計算してください。数年耐えられるのであれば、今後の新型コロナウイルス肺炎の流行状況と日本の対応、国民の反応などをみながら、ゆっくりと今後の作戦を練ればいいと思います。一方で金銭的に余裕がない、つまり金銭的な体力が伴わないクリニックは、他の収入源を探す必要があります。

僕はずっと保険診療が正しい医療で、自由診療はちょっといかがわしい医療と思っていました。でもその考えは松田邦夫先生の外来を見学するようになって変わりました。

漢方薬は保険で処方できます。本邦では148種類の漢方薬が保険収載されています。内服薬が147種類、そして塗り薬が1種類です。また生薬も約240種類は保険適用されています。保険適用とされた薬剤を国の方針に従って処方すれば、患者さんの負担額は通常1～3割となります。残りの7～9割は税金と社会保険料から支払われます。そして薬剤の価格は国が決めた公定価格です。現状2年に一度の薬価改定で漢方薬の薬価は徐々に削られています。

一方、漢方薬は生薬の足し算で、生薬の80％は中国からの輸入品です。中国では人件費が年々値上がりし、生薬の仕入れ価格も上昇しています。漢方が年々普及しているので、量を販売することで差益の減少分を補っていますが、それにも限界があると思っています。

保険適用では、国が決めた効能・効果以外には薬剤を使用できません。予防に投与することもできません。新型コロナウイルス肺炎の予防に、僕は補《ほ》中《ちゅう》益《えっ》気《き》湯《とう》㊶を強く勧めていますが、補《ほ》中《ちゅう》益《えっ》気《き》湯《とう》㊶の効能・効果に、新型コロナウイルス肺炎の予防は含まれていませんので、それを目標にした投薬は保険診療ではなく、自費診療になるのです。幸い漢方薬はいろいろな訴えに有効です。補《ほ》中《ちゅう》益《えっ》気《き》湯《とう》㊶も幅広く効能・効果を持っていますから、患者さんに一つでもその効能・効果に当てはまる訴えがあれば保険診療で対処できますが、どれも当てはまらないときは自由診療で対応することが国の決まりです。

厳密に言うと、内服方法は、食前または食間としか記載がないので、食後の内服を勧める時は、実は保険診療では認められない可能性もあるのです。もちろん、イレウス管内への漢方薬の投与や、漢方薬の坐薬を作って使用するなども適用外使用になります。

漢方に含まれている生薬には、それぞれの品質にバラツキがあります。生薬を扱うウチダ和漢薬では、いろいろな生薬がその品質、つまり生薬の優・良・可によって、値段を変えています。

そしてウチダ和漢薬の担当者は松田邦夫先生のクリニックである松田医院には最上等の生薬を納入していると教えてくれました。

松田医院では保険診療は行っていません。上等品の生薬を使用すれば、保険診療で国が決めた公定価格では赤字になるからです。そして、漢方はいろいろな訴えに効く可能性があります。極論すればなんでも治る可能性があるのです。そんな魅力的な漢方ですが、保険診療では効能・効果以外には処方できません。そんな事情が相まって、松田医院は自費診療で患者さんに対応しています。

保険診療は正統な医療で、自費診療はちょっと怪しい医療という僕の呪縛が松田医院の見学であっという間に解けました。

最近、僕は同級生の不妊症のクリニックの応援をしています。現在、不妊症も人工授精や体外受精になると自費になります。性交渉の日を指導するタイミング法は保険診療ですが、精子をもっとも妊娠しやすい日に子宮に注入する人工授精は自費診療です。卵子を取り出し（採卵）、精子と体外で受精させて、子宮に戻す体外受精も相当高額な自費診療になります。

松田医院の漢方診療や不妊クリニックの自費診療を目の当たりにして、僕が以前から思っていた自費診療はちょっと怪しいという呪縛は完全に取り去ることができました。

どこで儲けるか？

保険医療収入がマイナスの病院でも勝ち抜ける作戦はあります。それは個室の差額料で儲ければいいのです。差額ベッド代には保険診療は及びません。医学的事情で個室を使用する場合は差額ベッド代を請求できないことになっていますが、そこは病院もビジネスですから、あの手この手で、患者さんが同意したことにして、しっかりと差額ベッド代で収益を上げています。都心の病院などではそんなビジネスモデルも可能になります。保険診療は患者さんを集めるための道具と割り切って、差額ベッド代で収益を上げればいいのです。

これは家電量販店のビジネスにも似ています。価格．ｃｏｍなどの登場で顧客は簡単にどの商品はどこの電気屋さんが安いのかを検索できるようになりました。そうなると価格はほぼ同じになります。そこで利益の差は生じないのです。他で儲ける作戦を考えます。一つはポイントを付与して、そのポイントを計算すると他の量販店と同じか、少し安く値付けします。すると顧客は高価な家電をそこで購入します。そしてポイントが付与されて、お得感を満喫します。しかし、このポイントで購入する商品を、他の店舗と比較する人は少ないのです。そんなポイントで購入する商品は少々高値に設定しても顧客は買ってくれます。そこで儲けているのです。

もう一つは保証制度です。メーカーの保証は1年ですが、〇〇円を追加で支払うと、あるいは〇〇ポイントを使うと5年保証されますよといったものです。この保険の制度で収益を上げています。日本製品は滅多に壊れませんよ。

そして付与されたポイントはその日には使えません。リピート率を上げる効果を狙っているのです。ポイントはライフタイムバリューの維持にももちろん貢献しています。

100円ショップのビジネスモデルも、原価率が高くほとんど利益がでない商品も多数あります。一方で原価率が低く利益率が高い商品もあります。ついでにいろいろな商品を購入してもらうことで、全体で儲けが出るビジネスモデルになっているのです。

病院でもクリニックでも、どの医療サービスの収益率が高いかを考えながら経営することは必須ですね。

情報で儲けよう

ビジネスは「商材を安く仕入れて高く売る」が基本です。胡椒をインドで安く仕入れて、ヨーロッパで高く売るお話は既にしました。そんな昔ながらのビジネスも当然たくさんあります。現代は情報を集めて売るというサービスが隆盛となりました。ユーザー情報を安く集めて、高く売るのがネットビジネスなのです。Google や Facebook は無料でサービスを提供し，広告を掲載しています。彼らは広告で莫大な利益を上げています。無料でサービスを使用させて、そこから個人のいろいろな情報を吸い上げて、そしてセグメントごとに効果的と思われる広告を打っているのです。そんな広告の出し方を広告主は欲しがっているのです。

Google で賃貸物件を検索すると、賃貸物件の広告がどんどんと登場します。観光地を検索すると飛行機や宿の広告が頻出します。一度広告をクリックすると、その広告がその後も何回も登場します。

テレビが視聴者全員に同じCMを流しているのとは大違いです。そんなセグメントされた情報が広告主には有り難いのです。不動産に興味がない人に不動産の広告を打っても意味がありません。旅行に興味がない人に旅行の広告を打ってもまた意味がありませんね。

そんな個人のいろいろな情報がお金になるのです。医療サービスのいろいろな情報はもっとお金になるはずです。しかし、日本はレセプトの情報もお金にしていません。

一方で、中国はスマートフォンに個人番号が紐付いています。現金を使用することなく、スマートフォンでほぼすべての決済が可能です。アリババとテンセントで寡占状態です。個人の情報はすべて握られているのに、中国人はあまり不自由を感じていないようです。御利益が不自由を上まわればＯＫと多くの中国人はいいます。すると、どんな生活をすると長生きするとか、どんなことがどんな病気と相関があるとかがわかってしまいます。国家全体のビッグデータを観察することができる国、それが中国です。

反対に、日本は人権重視の国です。でも税金と社会保障費で７割以上を援助してもらっている医療情報は、国民全体のための共有財産と思っています。それを知られたくない人は自費診療を受ければいいでしょう。

日本の医療と欧米の医療

オックスフォード大学博士課程に１９９３～１９９８年まで５年間留学しました。そしてアメリカにも共同実験に行き、いろいろな国の医療制度を実際に見ることができました。日本の国民皆保険は本当に素晴らしいと思います。

まず、誰もが一流の医療を享受できます。そして健康保険で費用負担は多くても3割です。その上、高額医療の還付制度で、毎月支払う保険医療費には上限があります。平均的な会社員なら約8万円で、多くても20万円弱です。

アメリカのアトランタに数ヵ月滞在しました。移植免疫学の実験の傍ら、臓器移植のためドナーからの臓器摘出などもお手伝いしました。そして外来の見学もしました。僕の同僚（移植外科の教授）の外来は1時間に一人か二人のゆったりとしたものでした。日本の外来診療は3分診療です。保険医療で利益率が低いと数を稼がなければ、収益を確保できません。ですから、3分診療となるのは利益率が低い当然の帰結と思っています。一方でアメリカでは医療費は相当高額です。ですからいろいろな種類の民間保険に高額な保険料を支払うのです。そんな健康に意識が高く、保険料を支払える人は、一流の医療を素晴らしい環境で、そして十分な時間をかけたサービスを享受できます。一方で保険料を支払っていない人は、通常は低所得者ですので、いざ病気になると、医療費が支払えず適切な医療を受けられないことが多いのです。そんな社会と日本とどちらがよいかわかりません。

イギリスは日本式の国民皆保険がＮＨＳとしてしっかりと定着しています。一方でアメリカタイプのプライベート病院も設置されています。鼠径ヘルニアや胆石症などの良性疾患ではＮＨＳ

JCOPY 88002-885

システムでは長い期間、手術を待たされますが、プライベート病院を受診するとほぼ希望通りに手術が予定されます。ただし、プライベート病院では高額の医療費が必要になります。

日本の国民皆保険のシステムで、国民は誰もが一流の医療を享受でき、また医療サイドも、平均的な医療を行っていれば、医師として平均以上の給与が得られました。この国民皆保険は1960年代に確立されました。1955年頃までは、農業や自営業、中小企業の従業員など、国民の約三分の一は無保険でした。1958年に国民健康保険法が制定され、1961年に全国の市町村で国民健康保険事業が始まったのです。日本が好景気に向かう時期に素晴らしい制度はできました。この50年間、医療は超速の進歩を遂げました。国民皆保険が誕生した1960年前後の国民医療費は約5千億円でした。最近の国民医療費はなんと40兆円を超えています。

僕は、健康保険による国民医療費を下げるために、自費診療が増えるようになると思っています。そんな変化がコロナショックで加速するのではないかと感じています。

実は自由診療を行っていた！

保険診療は正しく、自由診療はちょっと怪しいと思っていた僕ですが、実は遙か昔から自由診療を行っていたことに気づきました。たとえば、診断書の記入、そして予防接種、また健康診断や人間ドックは保険診療ではありません。つまり国が定める公定価格ではないので、値段の設定は自由なのです。

医師会に高額の入会金と年会費を支払う一つの理由は、予防接種の希望する顧客を増やせるからですね。インフルエンザが流行れば流行るほど、予防接種の希望者は増えます。実はこのインフルエンザ予防接種のビジネスも、患者（顧客）にちょっと不安を煽って、そして医療サービス（商材）である予防接種を受けさせるという作戦です。

検診や人間ドックも、実はどれほど健康維持や長寿に役に立っているかわからないと解説する有識者も少なからずいます。これも検診や人間ドックを受けないと、後悔しますよと不安を煽って、そんな医療サービス（商材）に誘導しています。巧妙に作られ、国を巻き込んで成立している既得権益集団の周到なビジネスモデルだと言うこともできます。ですから、自由診療を昔の僕のように意味なく直感で嫌う必要もないのです。

JCOPY 88002-885

自分が自信を持って勧められる商品か？

前述したように、ルルドの水を高値で勧めても問題ありません。しかし、僕はいくらノーベル賞を受賞したアレクシス・カレルがルルドの奇蹟を目撃したと聞いても、まだ信じられない部分があります。それを否定するというスタンスではなく、自分から自信を持って困っている患者さんにルルドの水を勧めることができないという意味です。

医療用弾性ストッキング

僕が自由診療で自信を持って勧められるものの一つが弾性ストッキングです。実は僕はニッチな領域の静脈外科の専門家として血管外科で大活躍していました。

5年間のオックスフォード大学留学から帰国し、大学病院で働くようになりました。当時はナンバー外科で、第一外科が慶應義塾大学出身の主任教授、第二外科が東京大学の主任教授でした。僕は第一外科の配属でしたが、なんと第二外科には東京大学の先生が既に血管外科のチームを持っていたのです。そして、「お前が動脈疾患を扱うことはまかりならぬ！」と、臨床業務開始早々に釘を刺されました。そこで、「では、静脈疾患ならいいですか？」と問うと、「静脈疾患なんてつまらない領域は誰もやりたがらないから、自由にやればよい」とＯＫをもらったのです。

そして、静脈疾患の外来が大学病院で始まりました。僕が帰国した１９９８年はGoogleが創業した年です。僕は必死に患者さんを集める工夫をしました。講演会を毎週土曜日の午後に開催したり、そして当時はあまり世間で認識がなかったホームページを作りました。下肢静脈瘤のホームページは僕が日本で最初に作りました。そして、当然ながらＳＥＯ対策などまったく不要で、Googleの検索ではいつもトップに表示されていました。患者さんは全国から集まりました。飛行機で北海道から来られた人もいました。それほど下肢静脈瘤は誰もが興味を持っていない時代でした。全国でほんの一握りの外科医のみが興味を持っている時代だったのです。つまり、ブルーオーシャンでした。

下肢静脈瘤と検索すると、いつもトップに登場するホームページでしたので、なんと幸運にも講談社から本の執筆依頼がきました。一般書では本邦初の下肢静脈瘤の本になりました。

そんな過去に静脈疾患の専門家だった僕が今でも励行していることがあります。それは医療用弾性ストッキングの着用です。今日は休日でこの原稿を書いていますが、ジーパンでポロシャツ、そして膝下の医療用弾性ストッキングを履いています。

人間は立って歩くようになりました。ところが直立歩行になって生じた外科的病気が3つあると授業でも教えています。鼠径ヘルニアと痔、そして下肢静脈瘤です。

静脈には逆流防止弁が付いていますが、それが経年的劣化と、直立姿勢による圧力で弁が部分的な機能不全になるのです。そして下肢の表在静脈である大伏在静脈や小伏在静脈の弁が傷害され、逆流を生じて、静脈がコブのようになる病気が下肢静脈瘤です。下肢静脈瘤を防止するには、そして下肢静脈瘤が生じても、その進行を防止するには医療用弾性ストッキングを寝ている時以外は着用すればいいのです。

また、エコノミークラス症候群の原因となる深部静脈血栓症の防止にも医療用弾性ストッキングは有益です。エコノミークラス症候群は狭いエコノミークラスで10時間以上、トイレにも行かずに、じっと座っていると生じることがあるので、そう命名されました。脱水で血液は固まりやすくなります。また、同じ姿勢で下肢の筋肉を使わないので、血液がうっ滞して固まりやすくなります。そして着陸後に到着ロビーに向かって歩き出すと、下肢に生じた血栓が、血流に乗り右心房、右心室、そして肺静脈に到り、肺塞栓となります。それがエコノミークラス症候群です。

膝下の医療用弾性ストッキングを着用すると、下腿が圧迫されます。すると深部静脈の径も細くなるのです。深部静脈の径が半分になれば面積に換算すると四分の一になります。そこを流れる静脈の流速は4倍になります。ですから、血流に勢いがでるので、固まりにくくなるのです。

そして、なにより医療用弾性ストッキングの着用に慣れると、脚のだるさが無着用に比べて、とても楽になります。僕はトライアスロンをする時にも、スイムから自転車に移るトランジットで、医療用弾性ストッキングを履くようにしています。少々のタイムロスですが、僕はその方が運動のパフォーマンスが上がるのです。

そんな医療用弾性ストッキングを診察室で患者さんに強く勧めてもまったく問題ありません。そして、後はメーカーとの交渉です。ビジネスの基本は、「安く仕入れて高く売る」ですよ。なるべく安価で仕入れて下さい。多数購入すれば当然ながら仕入れ値は安くなります。しかし、在庫を抱えることになるので注意が必要です。在庫のリスクは常に考えておく必要があります。

在庫リスクを取りたくなければ、メーカーと交渉して、クリニックから注文した時に、キャッシュバックをもらう交渉をしましょう。在庫を抱えるリスクは減りますが、利益率は相当落ちます。つまり、キックバックの金額はあまり期待するほどになりません。

これはビジネスでは当たり前で、在庫を抱えるリスクをどちらが取るかという話なのです。ですから、リスクを覚悟してまとめて購入し多量の在庫を確実に売り切れば儲けが多くなります。

診察室内は薬機法に規制されない

いろいろなメーカーが保険診療以外で販売する商材の販売促進活動でクリニックを訪ねることがあると思います。先生方が、納得できれば、そして経営の安定化に有益であれば、臆せずそんなビジネスにも参加しましょう。決して悪いことではありません。

医療用弾性ストッキングにしても、サプリメントや健康食品にしても効能・効果は公には謳えません。しかし、診察室内では医師は自分の見解を説明して問題ありません。そして、勧める商材は診察室内に置いておくことが安全です。安全というのは、クリニック内でも受付の脇にサプリメントや健康食品を置くと、正確に言えば薬機法違反なのです。ましてや、医師でない人、つまり看護師さんや事務の方が効能・効果を話すと薬機法違反になります。面倒なことは面倒なので、薬機法とは無縁でいられる診療室の中で、先生方が自信をもって勧められる商品でビジネスを行って下さい。

世界初の抗がんエビデンスを得た生薬：ファイア

次に僕が自信を持って勧める商材はファイアです。

ファイアは本邦では健康食品として2005年から流通しています。しかし、中国では1992年から実は抗がん新薬として認可されています。エンジュの老木に寄生するキノコは複数の種類がありますが、そのなかの一つ、Trametes robiniophilal Murr がファイアです。その1980年代に原発性肝がんをファイアが消滅させたという発表がいくつか出されました。その中には上海がん病院（現復旦大学附属腫瘍病院）での症例も含まれています。そこで当時の中国政府が産官学の連携によりファイアが開発されたのです。ファイアはエンジュの老木にしか寄生しないので、極めて稀少で大量消費には不向きです。そこでファイアの菌糸体を増殖させ、培養して、エキス化したものが現在流通しているファイアです。ファイアの製造はすべて工場内で行われますので、永続的生産が可能で、製品の均質性が担保され、効果と安全性が保証されています。

ファイアは中国では様々ながんに保険適用されています。中国の保険制度は地域によって異なりますので、一概に説明することは困難ですが、ファイアを使用する医師の8割以上は西洋医で、

JCOPY 88002-885

残りの医師も西洋医学と中医学（中国の漢方）の両方の資格を持っている人がほとんどです。中国ではファイアは単なる漢方薬という認識は薄いようです。

そのファイアが２０１８年に明らかな抗がんエビデンスを獲得しました。肝臓がん手術後の患者さん約千例をファイア内服群と非内服群にランダム化して割り付け、その後の無再発生存率を比べたところ、96週後にファイア内服群が非内服群に比べて約13％優れていました。そして副作用は下痢のみでした。この素晴らしい結果は英文誌ＧＵＴに掲載されました。つまり、自信をもってがんの患者さんに勧められる日本の健康食品なのです。ファイアは中国から輸入された後、日本で最終段階の調整と梱包を行いますので、Made in Japan となります。そして、現在、いろいろながんに対する複数の大規模臨床試験が進行中です。

ファイアの新型コロナウイルス肺炎治療効果

さらに素晴らしいことは、現在世界を席巻している新型コロナウイルス肺炎の治療に北京市の公式ページがファイアをプロトコールに加えました。そして新型コロナウイルス肺炎の治療に対する大規模臨床試験も進行中です。いろいろながんに効くという経験的な叡智が大規模診療試験で確認され、今後も大規模診療試験がいくつも続いています。そしていわゆる免疫の低下状態で生じるであろうがん（悪性腫瘍）と同じく、感染症にも有効であると推測されます。そんな研究が現在進行中です。

そして、前述の如く、本邦では多くの医師が補中益気湯《ほちゅうえっきとう》㊶を新型コロナウイルス肺炎の感染予防に使用しています。こちらは、保険適用の症状が患者さんに認められれば保険適用薬として処方可能です。一方でファイアは保険適用には当然にならず、本邦では健康食品扱いです。つまり、公にファイアの効能・効果を謳うと薬機法に反することになりますが診療室で医師が語ることは薬機法に抵触しません。是非、みなさん自身が素晴らしい商品と認識できれば、医療用弾性ストッキングと同じく、ファイアの使用を勧めて下さい。ファイアは株式会社フルフィルラボから発売されています。フルフィルラボに相談すれば仕入が可能です。購入数、そして仕入れ値の相談をしてみて下さい。

日本ファイア研究会

僕は長く漢方薬の勉強をして、そして講演をして、医師向けの漢方の書籍を30冊以上出版して、「YouTube 漢方．ｊｐ」を毎日配信して、ホームページの「漢方．ｊｐ」も主宰しています。そんな漢方を知り尽くしている僕が、世界初の抗がんエビデンスを有する生薬と任じているのがファイアです。僕だけの経験や勉強では不十分の可能性もあります。そこで同門で漢方とがんに造詣の深い今津嘉宏先生（芝大門いまづクリニック院長）にも協力をお願いして調べていただきました。その結果、やはり現状ではファイアは世界初の抗がんエビデンスを有する生薬といえるとのお返事をいただきました。今津嘉宏先生とは２０１９年、福岡で開催された日本癌治療学会で一緒にファイアの抗がんエビデンスの発表を行いました。そして日本ファイア研究会を有志の先生方と立ち上げ、ファイアの啓蒙に尽力していますので、日本ファイア研究会のホームページもご参照下さい。

JCOPY 88002-885

ファイアのさらなる魅力：免疫調節

ファイアはがんや感染症のような世に言う「免疫低下状態に対して免疫力を上げる作用」があると推測されます。さらにファイアで面白いことは、なんと免疫の亢進状態、つまりステロイドの使用で軽快する病態である乾癬、喘息、IgA腎症、アトピー、不妊などでも有効性が確認されています。あるものはランダム化研究で結果が出ています。

つまり、多成分系の生薬だからこそできる技、つまり免疫を中庸に維持する作用がファイアにはあります。そうであれば、これほど健康維持のために素晴らしいものはありません。

皆さんが、ファイアにご興味があれば、そして自分や家族が飲みたくなれば、是非患者さんにも勧めて下さい。そして上手にビジネスを創り上げて下さい。

薬機法はBtoBには適用されない

薬機法は診察室内での医師の診療行為には及ばないことを何度も説明しました。そこはとても重要だからです。医師が堂々と自分が自信のある医療サービスを語れるのが診察室という空間です。

最近は、オンライン診療も普及しています。オンライン診療も医師が行う医療行為ですので、薬機法は及びません。一方で医療相談の場合は、効能・効果以外のことを話すと薬機法に触れる可能性があります。医療行為として保険請求なり、自費診療として請求していれば、まったく問題ありません。

薬機法は実はＢｔｏＣにのみ適用される法律です。ＢｔｏＣとはBusiness to Consumerの略で、企業（Business）が一般消費者（Consumer）を対象に行うビジネス形態に対して適用されます。言葉を換えるとＢｔｏＢ、つまりBusiness to Businessの形態に対しては適用されません。皆さんが医薬品メーカーのホームページを閲覧に行くと、「一般の方はこちら」と「医療関係者」という選択を要求されます。ここで「医療関係者」というボタンを押して得られる情報は、実は薬機法にはまったく触れないのです。ですから、薬機法を逃れて、効能・効果を宣伝したいときは、ＢｔｏＢサイトを上手に一般消費者が垣間見る方法を模索したりします。

複数の仕事を持とう

副業ができる主業を

リンダ・グラットンが著書『LIFE SHIFT』の中で話します。将来は読めないと。昔は、20歳前後までに職能を身につけて、その職能で定年まで働き、その後はリタイアして年金をもらい、ほどほどでこの世を去るというのが多くの労働者のモデルでした。

ところが、GAFAMNとも略されるIT関係企業が活況に事業を急成長させるここ最近の20年で、世の中は変わりました。GAFAMNとはGoogle、Amazon、Facebook、Apple、Microsoft、そしてNetflixです。Googleの親会社はAlphabetで世界の情報をすべて電子化しようと試みています。Amazonは世界制覇を目論む流通最大手ですが、まずニッチな領域である本のマーケットを狙いました。非常に良い本にもかかわらず購買者が少ないために流通しにくい本があることに目をつけて流通ルートを拡大していきました。Facebookはハーバード大学の交流サイトから世界に展開するSNSカンパニーです。Appleはスティーブ・ジョブズが一度は追放され、その後、復帰してからはブランド力で新しい世界を開拓しています。MicrosoftはビルゲイツがPCプラットフォームを創り上げWindowsでPC市場の大半を握っています。そしてNetflixはビデオのレンタル業から、インターネットによる動画配信サービスに業態転換して世界で視聴者を増やしています。そんなGAFAMNに代表される企業が急成長をして、一方で従来型の産業は頭打ちで、凋落傾向にあります。

先が読めない時代です。10年先は不透明で、それこそ5年先だって不透明です。そんな不透明な時代に一つの職業で生き抜くことは至難の業になっています。そこで複数の職を持つことが多くの有識者から勧められています。それはリスクの担保になるからです。

皆さんは医師免許をお持ちでしょう。医師免許を持ちながら、医師を続けながら、いろいろな副業に挑戦すべきと思っています。副業を禁止している病院などに勤務している場合は、内緒で副業を始めるか、堂々と副業ができる他の施設に移動した方が、今後の人生が楽しいものになるのではないかと思っています。

講演をする

リアルの場で、つまりオフラインで講演をする機会はコロナショックで本当に減少しました。しかし、オフラインの代わりに、企業も大学もビジネススタイルもオンラインに移行しています。

少なくとも、オンラインとオフラインの区別をしないOn line merges with off line（ＯＭＯ）が主流になっています。

現在ＯＭＯを最も体現できているのが、中国のアリババ集団が運営するスーパーマーケットのフーマー・フレッシュ（盒馬鮮生）です。オンライン販売とオフライン販売、つまり物流と店舗を高度に融合させた複合型スーパーマーケットです。オンラインの場合は3キロ圏内であれば、注文から30分で配達します。オフライン（店舗）で生鮮食品を購入したときは、その場で調理してもらって食事を楽しむことができます。顧客に新たな体験を提供しているのです。そして、顧客がオンラインとオフラインを意識しなくなることをアリババは狙っています。

どんな時代が来ても講演は生き残ります。オフラインでもオンラインでも、またその2つを融合させたＯＭＯでもいいのです。講演ができれば、それが副業になります。なにか副業ができればコロナショックで主業が減益になっても少し安心できますね。

YouTuberになる

そして是非、YouTuberになってください。YouTubeはGoogleが元締めです。動画の投稿サイトです。ネットのスピードが格段に向上し、電子データを保存する費用が格安になったのでできるサービスです。このYouTubeは広告宣伝としても使えますし、またYouTube自体から収益を得る方法もあります。そしてYouTubeから自分のサイトに誘導してそこでマネタイズ（現金化）することもできるのです。

YouTubeは日頃の努力が大切です。コツコツと動画をアップすることがチャンネル登録者数を増やすためには必要です。これはいくら大金を注ぎ込んでも一朝一夕にはできません。

YouTubeを始めるために必要な機材はスマートフォン1台でOKです。僕はiPhoneを使っています。三脚を用意して、自撮りモードにして、自分でボタンを押して、そして数分から30分、お話しして終了です。その後はその生データをそのままYouTubeにアップしてもいいですし、少々加工してからアップしてもOKです。

最初はほぼ誰も見ません。それでもコツコツと毎日アップするのです。まず100本の動画をアップしましょう。そして次は1年間動画を毎日アップする努力をしましょう。そうすると

Googleが勝手に検索してくれて、自然とYouTubeでの露出頻度が増えるのです。露出頻度とはGoogleがアルゴリズムを利用して、努力している、また視聴者から高評価を得ている動画を自動的に視聴者に紹介してくれる頻度のことを指します。そのアルゴリズムは公開されていません。しかし、動画100本と毎日の努力を1年間行うことは広く認識されてきます。

YouTubeはどんなにお金をはたいても1日で成り上がることはできません。最初から膨大なファンをもつ人気グループ嵐などは、そのファン層のお陰で、1日でYouTubeでもトップに躍り出ます。しかし、われわれ一般人は日頃の努力が大切なのです。是非、みなさんが興味ある領域でYouTubeを今日から始めて下さい。必ず将来、その動画がいろいろな面で収益源になりますよ。

メンタリストDaiGoさんのYouTubeを僕は時々見ます。フォロワーは何百万人におよび、本当にすごい影響力ですね。いろいろな論文をベースに解説を加えることが信頼を得るのでしょうか。それともあの早口が魅力的なのでしょうか。彼も自撮りで収録しています。YouTubeからも相当な金額が広告料を介して支払われています。しかし、それだけに頼っていると、YouTubeという企業が支払い方針を変更すると一気に収入が減ります。ある日、政治的なことにはお金を払わない方針となって、収入が激減した政治家YouTuberもいました。DaiGoさんのYouTube

ビジネスは、実はYouTubeは入り口で、そこからニコニコ動画のサブスクリプション会員へ誘導しています。ですからYouTubeからの膨大な収入がゼロになっても問題ないのです。いろいろと面白いですね。

1日ではYouTubeの成功者になれません。日々の努力が必要で、だから楽しいのです。これはトライアスロンに似ています。50歳の金槌親爺が娘に「一緒に泳ごうよ」と言われて、一念発起水泳を習い始め、なぜか自転車に乗るようになり、そしてランニングも始め、日々の努力を積み重ねて、泳ぐ距離、乗れる距離、走れる距離がボッボッと伸びて、2年後にはオリンピックの距離のトライアスロンを完走しました。そして日々の努力を積み重ね、その1年後、金槌が一念発起してから3年後に、ランニングです。そして日々の努力を積み重ね、スイムが1.5キロ、自転車が40キロ、そして10キロのランニングです。

日本で一番長いトライアスロンを14時間18分で完走しました。佐渡国際トライアスロン大会のAタイプで、3.8キロを泳ぎ、190キロの佐渡一周を自転車で回り、最後のフルマラソンでした。

そんなコツコツした努力が報われるのがトライアスロンで、そしてYouTubeも同じです。みなさんのクリニックのためにも、そして医療から離れて将来の個人的な副業として、さらに何かの楽しみとして是非YouTubeを始めて下さい。

執筆する

コロナショックで思わぬ時間ができたら、執筆活動に時間を割くのも賢い方法です。最初の1冊を書き上げるまでは、本当に大変です。なかなか1ページが進みません。しかし、1冊を書き上げると、2冊目は遙かに簡単に書けるようになります。そして、原稿を執筆することが日常化されると、そこからマネタイズすることも可能になります。自分には無関係と最初から諦めずに、機会があれば是非書籍の執筆にトライしてください。そして機会は待っていてもやってきません。自分から機会を取りに行って下さい。そして誰かから執筆のチャンスをもらったら、ためらわずにそれを快諾してください。そんな心の準備も大切です。

執筆にすぐに取りかかるのが大変だと思う方は、毎日少しずつ書き続けることを習慣にしてください。Twitterでも、Instagramでも、FacebookでもＯＫです。毎日の習慣が将来の本の執筆につながりますよ。

株に投資

株の投資が好きな方、またその才能がある方は是非株投資を行って下さい。複数の仕事を持つ上で、誰にも相談することなく、また申告することなく秘密でできる副業です。僕は株投資の専門家でもなく、興味も薄いので、他の方の書籍を参考にしてください。

もちろん、クリニックは医療法人の医療と関係のないビジネスはできませんので、株の投資はできません。個人での投資です。株の投資には、当然リスクもあります。ただ、個人的には、株投資をすることによって、経済の仕組みなど多くのことを学べると思っています。この知識は、医療経営をしていく上で役立つと思っています。

たとえば、今、製薬会社の株がどのようになっているのか、なぜ、この製薬会社の株価は上がったのかと考えることは、経営を学ぶ上で役に立つと思います。

不動産投資

株の投資と同じく、不動産の投資に興味がある方、そしてその才能がある方は行って下さい。これも誰にも相談せず、また主業の組織に申告することなく行える副業です。僕は不動産投資もあまり興味がないので、他の方の書籍を参考にして下さい。

有形資産より無形資産を増やそう

現金、株券、不動産、金、車両、絵画、仮想通貨などは有形資産です。税務署に課税されやすいものです。一方で無形資産は、自分の経験知、能力、人脈、人柄などなどです。これらに税務署は課税する術を持ちません。

こんなコロナショックの折、時間が余ったら、是非、無形資産の構築を試みて下さい。無形資産は将来の有形資産構築の土台になるのです。

コロナショックの時節、いっそ考え方を変えて、人生の舵を切ってみてはどうですか。舵を切るとは、数年前に思っていた自分の人生プランを変更するのです。僕は有形資産を増やすことができないときは、無形資産を増やすことに尽力するのがよいと思っています。こんなときだからこそ、勉強しましょう！

僕が会社を作った理由

僕は複数の仕事を持っています。そもそもはオックスフォード大学博士課程で学んだことを還元したく、大学院で教鞭をとるようになりました。その大学院に賢い学生をリクルートする方法が必要でした。そうすれば自分がやりたいことを指示すれば、賢い大学院生がやってくれます。残念ながら賢くない大学院生は時間の浪費になります。論文の指導に相当の時間を割き、かつ、ある程度大学院生が書いた後は、大幅な修正を僕が加えて論文を作成することになるからです。そんな努力に相当な時間を割いたこともあります。

僕がオックスフォード大学の大学院生の頃、僕の拙い英文論文を一生懸命添削してくれる上司がいました。彼女の名前は Kathryn J Wood で、本当にお世話になりました。僕の免疫学の素養がほぼほぼゼロであることを承知で、僕を大学院生として採用してくれました。彼女がいなければ僕はオックスフォード大学の医学博士は取得できなかったと思っています。本当に感謝の念で一杯です。

そんな思い出とKathrynに対する恩返しの気持ちで、僕はどんなできない大学院生でもしっかりと指導しています。それが将来の僕にとっても無形の資産になると思っているからです。人は助けて、助けられて生きています。大学院生時代に僕が助ければ、将来彼らが僕を助けてくれます。そんなことを思いながら20年以上にわたって教鞭を取ってきました。

しかし、優秀さに欠ける大学院生だけでは世界最先端の研究はできないのです。そこで優秀な学生をリクルートするために、大学院の費用も、生活費も当方が負担するので是非僕のラボで研究をしましょうというメッセージを中国に送ったのです。そして優秀な中国の医学生が僕のラボで大学院生として働くシステムを確立しました。僕はアイディアを出します。すると機転が利く彼らは自走して実験をしてくれます。その実験に僕の考察を加えるとまた追加実験をしてくれます。そんなことを繰り返すと一流の英文論文になるのです。

問題は彼らの生活費でした。最初は僕のポケットマネーから毎年数百万円を工面していましたが会社を作って、講演収入をそこに入れて、そして大学院生の費用をそこから捻出すると節税になると教えてくれた人がいました。僕は早速会社を立ち上げました。会社があるといろいろな費用が会社の必要経費として計上できます。個人でポケットマネーから払っていたときは、その金額は税金を引かれたあとのお金でした。会社を設立すると課税される前に、経費として計上できるので、課税金額が激減するのです。つまり税金が少なくなります。

こんな経験をして、会社を大切に利用して、みんなの役に立つように、そしてしっかりと税金を払うようにしています。

個人事業主になろう、そして会社を持とう

会社を作るのはちょっと面倒で、まだ先のことと思っている方も是非個人事業主になりましょう。

クリニックを経営する方の半分は、個人事業主であり、半分は医療法人を作り経営をしています。ここでは、個人事業主になろう、法人を持とうというのは、医療以外の分野でのことです。

前述したように、医療はコロナを機に大きく変わっていくと思います。保険診療、自由診療と

もにその他ビジネスとして、何か始めることをお勧めします。コロナや自然災害などがいつ起こるかわからない世の中で、一つのビジネス形態だけを行うより、リスクを分配させておいたほうがよく、いくつかの事業を行うことで、この世を生き抜くことができるかもしれません。

株式会社や一般社団法人など法人格をもつものは、法律上では人と同じ扱いという意味で、法人といいます。法務局での登記が必要で、定款で法人がどのようなものか決まります。株式会社の場合、その定款に記載できる事業が、幅広いです。不動産投機としての駐車場経営やアパート経営も可能です。しかし、一方、医療法人が行うことのできる事業は、医療にかかわることに限定されており、不動産に関連するような事業はできません。

株式会社を設立するには、ちょっと昔は資本金が1，000万円必要でした。今はそんなことはなく、本当に簡単に会社を設立できます。是非、興味を持った方は、税理士や司法書士に相談して下さい。

可能な限り必要経費で計上しよう

僕は講演料や書籍の印税は会社に入るようにしています。トライアスロンの鍛錬を日々行っていたときは、それを書籍にしようと思いました。書籍にするとトライアスロン関係のグッズのある割合が書籍を作るための費用として計上できるのです。

僕の愛車はSUBARUのアウトバックで、4年目の中古で購入し12年間乗っています。うちの娘と同い年です。走行距離はもう14万キロ近くになります。その荷台に僕のロードバイクが載っています。車の車両保険での全損時の価格は約60万円ですので、ロードバイクの方が遙かに高いのです。そんな高級なロードバイクも経費の何割かは会社の経費で購入可能なのです。

また、ペットの書籍も書きました。『獣医版フローチャートペット漢方薬』(新興医学出版社)です。そうするとわが家の愛犬、ビションフリーゼの諸々のお金も一部は経費として計上できます。そんな理由で、いろいろな書籍を書いているのです。ちょっと本末転倒という気もしますが、楽しく、正しく会計処理をしています。税理士の先生の指示に従ってできる限りの節税は行っています。

税金のお話

個人事業主の方は、普通のサラリーマンと同じように個人所得を申告しています。もちろん費用を計上することはできますが、サラーリマンも38万の基礎控除とは別に65万の経費控除が自動的にされています。（2千万円以上の所得の人と確定申告が義務付けられている）最高税率は、住民税と所得税あわせて55％です。医療法人の税額のほとんど2倍です。法人は、給料として所得を得るので、ある意味サラリーマンと同じです。でも、給料を抑えて、法人に利益を貯めていけば、その利益に対する税金は20％台で済みますし、給料も安くすれば、累進課税ですから、その分低くなります。

自分がかかりたいクリニックを作ろう！：Connecting Dots by Steve Jobs

2005年6月にスタンフォード大学の卒業式でAppleの創業者であるスティーブ・ジョブズが行ったスピーチに出てくる言葉が、Connecting Dotsです。彼は、「後から顧みると、いろいろなことがそれぞれがつながって見える」と言います。大学を中退し、英語のお習字（カリグラフィー）のクラスに忍び込んだり、インドに旅行に行ったりなどが役に立ったと語ります。当時のPCにはフォントは1種類しかなかったのに、Appleはたくさんのフォントを揃えました。そんなことともConnecting Dotsの一つだと言うのです。

僕の人生も今から顧みると、いろいろなドットがつながっています。自分がかかりたいクリニックを作りたい。そんな理念で新見正則医院を立ち上げました。そこに今までの僕の人生の経験がそれぞれつながっています。

・私学の医学部に入学できましたが、国立大学の医学部を目指したく、浪人して、ゼロから世界史と国語を勉強しました。そんな教養が今に役立っています。

・世界を見てみたくて、大学生の頃は、リュック一つを背負って、予定もなく世界を歩きました。そんな体験が新しい世界への挑戦につながっています。

・浪人時代から大学生の頃は合気道の本部道場に通っていました。武道が運動やマインドフルネスを通じて健康に有益であることを再認識しています。

・なんでもできる医師になりたくて、まず一般消化器外科医を志しました。セカンドオピニオンを行ったり、いろいろな疾患の治療をする上で、役に立っています。

・専門領域を決めるにあたり、食道外科を希望しましたが、クジに外れて、末梢血管外科に配属となりました。腐らず精進して、一人前の外科医になれました。血管を扱ったので診療の幅が広がりました。

・血管外科のレジデントの頃、心臓外科で研修を積みました。心臓の手術も経験しました。そんな心臓外科での修練の日々が循環器疾患への興味を広げました。

・一般消化器外科のレジデントの頃、慶應義塾大学の臨床病理でがんの検体を顕微鏡でたくさん診断しました。そんな経験はがんへの理解を相当深めました。

・永寿総合病院では泌尿器科や脳外科、そして皮膚科の手術に多数参加し、かつ術者を経験できました。ますます、臨床の幅が広がりました。

・水戸赤十字病院では、地域のトップ病院として多数の外科手術に参加し、地域のトップ医療を体験できました。

・オックスフォード大学博士課程へのお誘いがあり、直感で応募を決め、幸運にも多数の候補者から選んで頂きました。サイエンティストとしての素養を身につけるスタートでした。

・オックスフォード大学博士課程では、なんと移植免疫学を選択しました。ほぼゼロからの免疫の勉強でしたが、5年間一度も帰国せず、懸命にサイエンティストとしての思考展開と実験のやり方を学びました。

- 帰国後は、帝京大学第一外科で教鞭を取りました。学生に教えることは、易しく物事を説明する修練には最高でした。
- 動脈外科は第二外科にあったため、致し方なく静脈外科をまず始めました。そして日本一の静脈外科の教室を作りました。
- その後、血管外科として統合され、そこのトップとして長く、臨床を行いました。
- オックスフォード大学から帰国し、静脈疾患だけでは時間を持て余したので、本邦初のセカンドオピニオンを大学病院で、そして保険医療で行いました。西洋医学の限界を痛感できました。
- そして、漢方に興味を持ち懸命に勉強しました。漢方ができる外科医のスタートでした。
- 漢方を諦めようかと思ったときに、生涯の、人生の師匠である松田邦夫先生にお会いすることができました。そして毎週金曜日に陪席の機会を与えられ、漢方の修練を極めることができました。
- 新興医学出版社の林社長と出会い漢方のわかりやすい本を書こうと意気投合し、フローチャートシリーズやモダン・カンポウシリーズなど、30冊以上の医学書を出版しています。

・セカンドオピニオンのパイオニアとして、マスメディアに取り上げられました。「主治医が見つかる診療所」には初回からレギュラーとして8年間、月2回、4本分の収録を経験しました。自分の姿や話し方を学びました。そして人を説得する方法を学びました。
・その後、TBSラジオの生放送「堀尾正明＋PLUS！」に毎週土曜日の6時から3年間、参加しました。生放送の楽しさと辛さを体感しました。
・林修先生の『林修の今でしょ！講座』や『世界一受けたい授業』にも複数回出演しています。
・大学では2002年より血管外科の准教授として臨床に従事していました。
・大学院博士課程では、移植免疫学、東洋医学、そして血管外科の3講座の指導教授としてたくさんの大学院生を指導しました。人を育てることが益々好きになりました。たくさんの論文を書きました。
・大学院生と一緒に行った移植したマウスにオペラを聴かせる実験で2013年のイグノーベル医学賞を頂きました。脳と免疫が評価されての受賞でした。
・50歳から金槌親爺がトライアスロンに挑戦し、52歳でオリンピックディスタンス（スイム1.5キロ、自転車40キロ、ラン10キロ）を完走しました。
・53歳で、日本で一番長い佐渡国際トライアスロン大会のAタイプで（スイム3.8キロ、自転車190キロ、そしてフルマラソン42キロ）完走しました。ちょっと無謀な挑戦でした。

・同級生のリハビリと在宅診療クリニックの産業医も担当するようになりました。リハビリの理解が深まり、また、在宅診療のコツもたくさん教えてもらいました。

・別の同級生の不妊治療のクリニックでも外来を手伝うようになり、若い女性の悩みや病気への理解が深まりました。また、不妊治療と免疫の関係にも興味を持つようになりました。

・漢方を勉強してもっともよかったことは、免疫調節作用を有する生薬に出会ったことです。その生薬は2018年に肝臓がん手術後の約1，000例の大規模診療試験で明らかな抗がんエビデンスを獲得しました。そして、その生薬は新型コロナウイルス肺炎にも有効で北京市のプロトコールにも載っています。免疫低下状態であるがんや感染症に有効なのです。一方で免疫亢進状態（つまりステロイドが有効な病態）である喘息、アトピー、乾癬、IgA腎症などにも有効なのです。つまり免疫を中庸にする生薬です。この魅力を啓蒙するために「日本ファイア研究会」を立ち上げました。

・コロナショックを迎え、時代が変わる、パラダイムがシフトすると直感で思いました。いままでのドットがすべてつながり、僕が理想とするクリニックとして、新見正則医院を立ち上げることになりました。

自分が理想とするクリニックはなんだろう?

コロナショックの嵐が吹き荒れる中、時代が変わる、パラダイムがシフトすると直感で思いました。そこで、今までの医師人生の総決算として、自分が理想とするクリニックを開院することにしました。

僕が理想とするクリニック

- 病気だけを診ず、各自の人生観を尊重した治療を行います。
- 長生きが勝者ではありません。短命が敗者でもありません。自分なりに生き抜いた人が勝者です。
- 診療までお待たせしません。
- 診療時間は十分に取ります。お茶でも飲みながら語らいましょう。
- 早く到着したときは、個室（4室ご用意）の待合室をご利用下さい。
- トイレも5階と6階にそれぞれありますので、患者さまが他の患者さまと出会うことは稀です。

・電話やZOOMでの診察も大歓迎です。
・往診にも対応します。
・どんな紹介状・診断書にも可能な限り対応します。
・自費診療となる治療薬は生薬を組み合わせたご本人様だけのオーダーメイド品です。
・通常の医療用医薬品は保険診療で対応します。自費診療と保険診療を同日には行いませんので、後日遠隔診療で処方します。最大90日分を処方します。
・診察で元気と希望をもらってください。

クリニックのイメージは？

僕の思考方法はオックスフォード大学博士課程の5年間に学んだサイエンティストとしての素養が根底にあります。

そこで、医院の家具・什器はイギリスのアンティークを主体に揃えました。ウィズコロナの時

JCOPY 88002-885

代ですので、患者さんの感染リスクを減らすために、診察室は勿論、待合室も完全に区切られた個室で対応します。

そして各部屋には窓がありますので換気は万全です。医院のロゴマークはオックスフォード大学大学院時代に所属していたWadham Collegeと医学生時代とその後の同門ネットワークでお世話になっている慶應義塾大学のマークを組み合わせたものにしました。

僕の夢、小説をひとつ書きたいな

僕は小説を一つ書きたいと思っています。それが今、直近の夢です。そんな小説を書く空間、僕の書斎が欲しかったのです。そんな僕がくつろげて、原稿を書いて、勉強をする空間、いつまでも過ごしたくなる空間、それを今回作りました。そしてそんな空間を独り占めするのはもったいないので、そこで診療を行おうと思っています。

ですから、この空間は患者さんをさばくためのものではありません。医療収入を上げるように設計もされていません。一人あたりの単価を上げるための検査機器は何もありません。僕がくつろぎたい空間があるだけです。そんな空間ですが、医療で困っている人、がん・難病・難症と言われて途方に暮れている人とお話をするスペースにしたいと思っています。つまり、おもてなしのスペースです。

死ぬまで元気に働こう

コロナショックがいつ収束するかは不明です。新型コロナウイルス肺炎が登場して、世界中に感染が広がっていますが、いまだにわからないことが多数あります。致死率が極端に高いわけでもなく、無症状者も多く、発症前から感染力があるとされると、今後どうやって対応していくかに、明らかな正解はないように思います。そんな混沌とした時代に突入しました。

プレコロナと同じような時代は、ポストコロナでは来ないだろうと感じている人もいるでしょう。しばらくはコロナと共生するウィズコロナ時代が続くと言う人もいます。そんな混沌とした時代を僕達は生き抜かなければなりません。

進化論を唱えたダーウィンの言葉に、「強い者が生き残るのではなく、賢い者が生き残るのではなく、変化できる者が生き残る」というものがあります。実は、このフレーズはダーウィンのものではないという意見もありますが、僕には誰が言ったかが重要ではなく、このコロナショックの時代を生き抜くには『変化』への対応が必要だということです。いつでも『変化』できる用意が必要だと思っています。

そんなコロナショックで世の中が変わると僕は直感し、本日、新見正則医院を開院しました。

先日、最初にお招きした人は松田邦夫先生でした。松田邦夫先生に教えて頂いてはや10数年が経過します。松田邦夫先生の教えのお陰で漢方も使える医師になりました。僕に『変化』の可能性を与えて頂いた恩人です。漢方を学んで、いろいろな症状の治療に興味を持ち、『変化』に対応できる準備ができました。松田邦夫先生は90歳で、いまでも現役で仕事をされています。僕が理想とする姿です。そんな先生をお招きして、楽しく歓談をしました。

ダーウィンが言ったとされているフレーズを否定する根拠の一つは、時代の『変化』に即応して『変化』できた種が生き残るのではなく、『変化』に対応できる種が、『運良く』生き残るのだというものです。つまり『運良く』が大切だということです。

今回の本はビジネス的視点からの考察も多数含まれています。そんなビジネス的視点を教えて下さるのは、尾原和啓さんです。彼はビジネス書のベストセラーメーカーです。尾原さんは、起業が成功するか失敗するかの最も重要な要素は、「アイデア」でもなく、「チーム」でもなく、「ビジネスモデル」でもなく、「資金調達」でもなく、「タイミング」だと論じます。「タイミング」、つまり運が、起業が成功するもっとも大切な要因です。しかし、「タイミング」だけでは勝ち抜けません。他の要素を十分に揃え、そこに「タイミング」が重なることで大成功を収めます。

コロナショックは多くの業界には逆風です。しかし、その逆風のなかで僕達は生き延びる必要があります。人生は長く、簡単には引退させてくれません。そんな長い人生を見据えて、今回のコロナショックを絶好のチャンスと捉えて変化しましょう。そんな変化のお役に立つことができれば本望です。

みなさんに変化を語るのであれば、自分も変化すべきです。そこで本日、新見正則医院を開院します。今まで、たくさんの本を上梓する機会を与えて頂いた新興医学出版社の林峰子社長、漢方を含めて人生の師匠である松田邦夫先生、そしてビジネスへの視野を広げて下さる尾原和啓さんに深謝申し上げます。

2020年9月2日　新見正則

[著者紹介]

新見《にいみ》　正則《まさのり》　Masanori NIIMI, MD, DPhil, FACS　外科医でサイエンティスト。趣味は漢方とトライアスロン

1985年　慶應義塾大学医学部卒業
1993年～英国オックスフォード大学医学部博士課程留学
　　　　移植免疫学でDoctor of Philosophy（DPhil）取得
1998年～帝京大学に勤務
2002年　帝京大学医学部外科准教授
2013年　イグノーベル医学賞
2020年　新見正則医院 開業

専　門
消化器外科，血管外科，移植免疫学，日本東洋医学会指導医・専門家，労働衛生コンサルタント，日本体育協会認定スポーツドクター，セカンドオピニオンのパイオニアとしてテレビ出演多数．漢方医学は松田邦夫先生（東大S29年卒）に学ぶ．

趣　味　トライアスロン，中国語，愛犬ビションフリーゼ

© 2020　　第1版発行　2020年11月30日

コロナで死ぬな！ 開業医　（定価はカバーに表示してあります）

検印省略

著者　新見正則
発行者　林　峰子
発行所　株式会社 新興医学出版社
〒113-0033　東京都文京区本郷6丁目26番8号
電話　03 (3816) 2853　FAX　03 (3816) 2895

印刷　株式会社 藤美社　ISBN978-4-88002-885-9　郵便振替　00120-8-191625